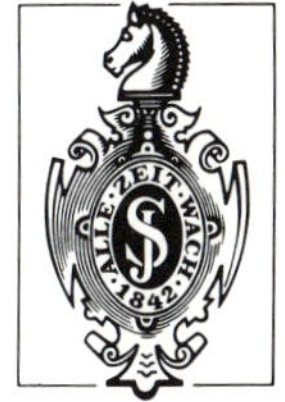
ALLE·ZEIT·WACH
1842

Inhaltsverzeichnis

1 Einleitung

Die Stimme ist der Spiegel der Seele
(Griechenland, um 300 v. Chr.)

Die Stimme ist, insbesondere als Träger der Sprache, eine spezifisch menschliche Erscheinung. Auch wenn die Schallerzeugung ein im Tierreich weit verbreitetes Mittel zur Kommunikation darstellt und die höheren Säugetiere einen dem Menschen in groben Zügen ähnlichen Aufbau des Stimmapparates besitzen, so zeigt die menschliche Stimme eine unerreichte Variabilität, die die Ausbildung unserer Sprache erst ermöglichte. Die Stimme ist eine organische Funktion, die tiefer als die Sprache, die kulturell erworben ist, mit der Gesamtpersönlichkeit des Menschen verbunden ist.

Die Ausformung des menschlichen Sprechapparates in seiner heutigen Gestalt und Funktion erfolgte entwicklungsgeschichtlich gleichzeitig mit dem Übergang zum Homo sapiens. Es gibt begründete Meinungen, daß diese Gleichzeitigkeit, die auch mit einer rapiden Vergrößerung des Gehirnvolumens verbunden war, kein Zufall ist. Weniger klar ist, was Ursache und was Wirkung war:

Hat die Entwicklung der Stimme durch die Möglichkeit der intensiveren, verfeinerten Kommunikation und so der verbalen Übermittlung von Informationen aller Art den Anstoß zu einer Weiterentwicklung des Gehirns gegeben?

Oder bedurfte es erst eines größeren, leistungsfähigeren Gehirns, um den Sprechapparat derart gezielt und fein steuern zu können, daß die Laute einer Sprache in ihrer großen Vielfalt erzeugt werden konnten?

Sehr wahrscheinlich verlief diese Entwicklung parallel und beeinflußte sich wechselseitig. Auf alle Fälle ist es unbestritten, daß die Ausformung der Stimme und in weiterer Folge der Sprache, ein bedeutender Meilenstein unserer Menschwerdung war. Für den französischen Philosophen *René Descartes* war die Seele die Basis der menschlichen Sprache, und nur der Mensch besitzt beides.

Die Stimme – das persönlichste Ausdrucksmittel des Menschen

Die Wichtigkeit der Stimme für den einzelnen Menschen im Zusammenleben in einer Gemeinschaft kann wohl nur von dem völlig erkannt werden, dem die Stimmfunktion, zumindest für einige Zeit, versagt. Mit der Stimme wird über die Sprache nicht nur Information vermittelt – dies könnte auch schriftlich erfolgen –, mit der Stimme werden auch Gefühle weitergegeben. Die Psychotherapeutin *Rotraud Perner* drückt dies bezüglich der Liebe folgendermaßen aus:

> Wenn ich über Liebe schreibe, dann komme ich an die Grenzen der Sprache. Wenn ich aber über Liebe spreche, können die Zuhörer an meiner Stimme erkennen, ob ich liebe oder nicht.

Es kommt nicht von ungefähr, daß die Gefühlslage eines Menschen als *Stimmung* bezeichnet wird. Die Stimme ist das persönlichste Ausdrucksmittel eines Menschen! Dies wurde bereits in der Antike erkannt; das Wort »Person« spiegelt dies wider: Schauspieler trugen eine Maske, durch die sie hindurchsprachen (personare) und dadurch jemanden in seiner Eigenart darstellten. In der modernen Kommunikationsforschung wurde festgestellt, daß bis zu 90 % der Information durch Körpersprache und Stimmklang übermittelt werden.

Abgesehen von der kommunikativen, gefühlsmäßigen und sozialen Komponente der Stimme ist ihre Bedeutung natürlich noch viel wichtiger für diejenigen, für die die Stimme Teil ihres Berufs ist: z. B. Priester, Lehrer, Politiker, Schauspieler oder Anwender der Stimme in ihrer kunstvollsten Form, nämlich Sänger. Es ist deshalb nicht verwunderlich, daß es seit Jahrtausenden spezielle Ausbildungsstätten gab, in denen die jeweils benötigten Fähigkeiten der Stimme geschult wurden.

Stimmforscher in der Antike

Ausgehend von der Lehre des griechischen Philosophen *Empedokles* (um 490–430 v. Chr.) wurden bestimmte Stimmtätigkeiten, wie Schreien, Rufen, freies Sprechen, Vorlesen, zur allgemeinen Gesundheitspflege gezählt. In den Rednerschulen des römischen Staatsmannes und berühmten Rhetorikers *Cicero* (106–43 v. Chr.) wurde nicht nur der Inhalt von Reden diskutiert, sondern auch die Übung von Ausdruck und Stimmgebung besaß einen hohen Stellenwert:

Wir müssen auch die Zunge, den Atem und sogar den Klang der Stimme regulieren ... Sie bieten sich dem Redner, wie dem Maler seine Farben, zur Abwechslung an. (Cicero, De Oratore)

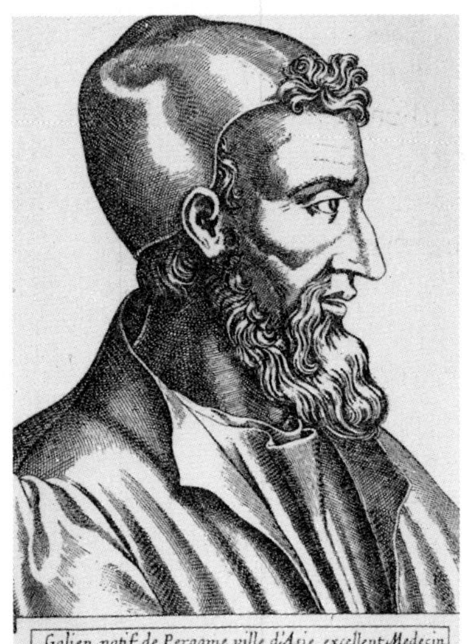

Abb. 1. Der griechisch-römische Arzt Claudius Galenus.

Seit der Gesang als künstlerische, kulturelle Form gepflegt wurde, gab es auch Singschulen und Gesangspädagogen.

In allen diesen Schulen bestand das übermittelte Wissen zum Großteil aus oft erst vom Lehrer selbst erworbenen Erfahrungen. Ein fundierter Hintergrund des Stimmechanismus in seinem Aufbau und seiner Funktion konnte nicht gegeben werden, weil er noch nicht bekannt oder nicht verstanden war.

Historisch gesehen findet man zwar bereits in den Werken von *Hippokrates* (460–377 v. Chr.), daß der Kehlkopf ein wichtiger Bestandteil der Stimmgebung ist, wobei als weitere Komponente die Lunge, Luftröhre, aber auch Zunge und Lippen genannt werden. *Aristoteles* (384–322 v. Chr.) beschrieb eine Beziehung zwischen der Größe des Stimmapparates und der erzeugten Tonhöhe.

4

Der Begründer der Stimmkunde war aber der griechisch-römische Arzt *Claudius Galen* (129–199 n. Chr.) (Abb. 1). Er führte ausführliche anatomische, physiologische und auch neurologische Studien am Kehlkopf und am gesamten Sprechapparat durch, zum Großteil an Schweinen, »weil sie die lauteste Stimme haben«.

Forschungen in Mittelalter und Neuzeit

Diese Kenntnisse wurden im Mittelalter fast ausschließlich durch die arabische Medizin weitergegeben. Im frühen Christentum war wohl der *heilige Blasius*, der 316 den Märtyrertod starb, berühmt für seine Stimmheilkunde (er ist auch bis heute der Schutzheilige dafür), im späteren christlichen Mittelalter stagnierte aber die gesamte Heilkunde, zum Teil trat sogar ein Rückschritt ein: Die im Jahre 1499 von *Johan Peyligk* in Leipzig veröffentlichte Zeichnung zeigt, daß der Vokaltrakt dem Herzen entspringt (Abb. 2).

Um dieselbe Zeit erfolgte aber auch der geistige Aufschwung durch die Ideen der Renaissance. Der italienische Universalgelehrte und Künstler *Leonardo da Vinci* (1452–1519) fertigte um 1500 Zeichnungen des Kehlkopfes an, die bereits äußerst naturgetreu waren (Abb. 3). Neben den anatomischen Studien von Kehlkopf, Zunge und Lippen interessierte Leonardo auch der funktionelle Zusammenhang: So produzierte er Töne mit der Kehle einer Gans, indem er deren Lunge zusammendrückte.

Die weitere Entwicklung erfolgte hauptsächlich an den italienischen Universitäten, besonders durch die Anatomen *Andreas Vesalius* (1514–1565), *Bartolomeus Eustachius* (1520–1574) und *Giovanni Battista Morgagni* (1682–1771).

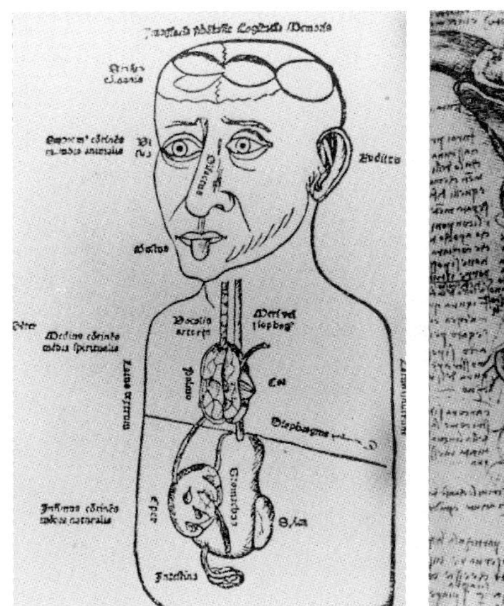
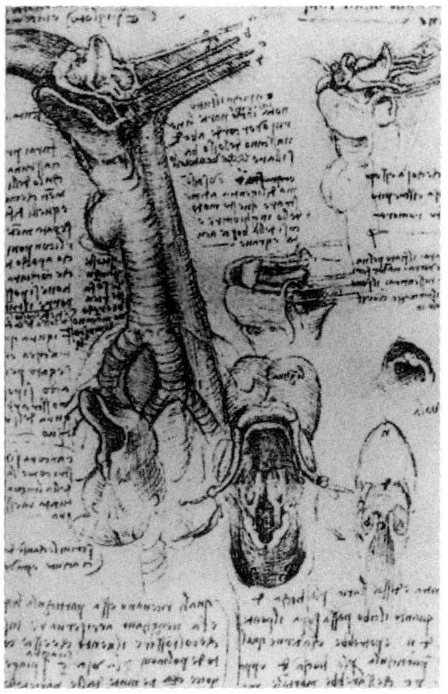

2   3

Abb. 2. Darstellung des Stimmorgans im »Compendium Philosophiae Naturalis« von J. Peyligk.

Abb. 3. Beschreibung und Illustration von Teilen des Stimmorgans in Leonardo da Vincis »De Corpore Humanis«.

Seiner Zeit um einiges voraus war der Wiener Hofrat *Johann Wolfgang von Kempelen* (1734–1804), der in seinem Buch *Mechanismus der menschlichen Sprache* seine Erfahrungen über die Bildung der Stimme und Sprache publizierte. Er konstruierte eine Sprechmaschine (Abb. 4), die auf mechanischem Wege Vokale und Konsonanten erzeugen und diese auch zu Silben und Sätzen zusammensetzen konnte. *Goethes* Meinung nach Anhörung der Sprechmaschine war, daß »sie einige Worte sehr gut sagen kann, jedoch nicht geschwätzig ist«.

Einen weiteren Meilenstein in der Geschichte der Stimmkunde setzte *Emanuel di García* (1805–1906) (Abb. 5):

6

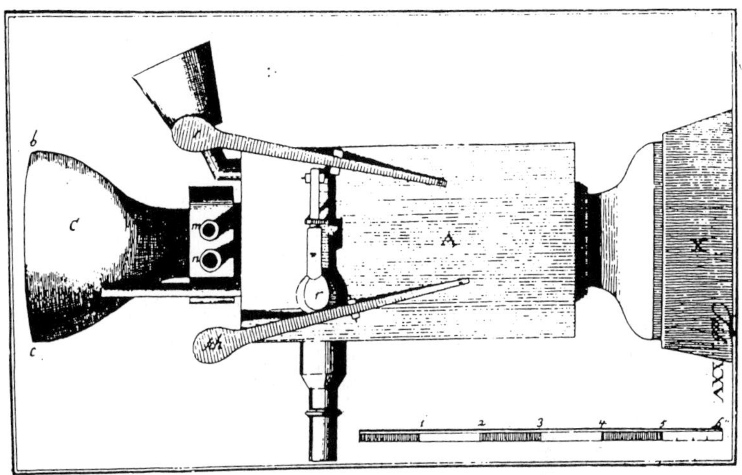

Abb. 4. Teil einer von J. W. von Kempelen konstruierten Sprechmaschine.

Garcías Vater war ein berühmter Sänger, der auch seinen Sohn ausbildete. Bereits in sehr jungen Jahren sang dieser in New York Opern von Mozart und Rossini. Die große Anstrengung vieler Aufführungen zerstörte aber die Stimme von Emanuel di García, und er mußte zwanzigjährig seine Laufbahn beenden.

Um anderen Sängern vielleicht dasselbe Schicksal zu ersparen, widmete er sein weiteres Leben der Stimmlehre, und mit 30 Jahren war er bereits Professor für Stimmheilkunde am Konservatorium in Paris. Eine bahnbrechende Entdekkung gelang ihm, als er mittels eines kleinen Spiegels Sonnenlicht in seine Kehle lenkte und dadurch seinen Kehlkopf über einen zweiten Spiegel beobachten konnte: der Kehlkopfspiegel (Laryngoskop) war erfunden. García wurde dafür 1862 in Königsberg der Titel eines Dr. med. honoris causa verliehen.

In die Medizin eingeführt wurde der Kehlkopfspiegel von zwei österreichischen Ärzten, *Ludwig Türck* (1810–1868) und *Johann Nepomuk Czermak* (1828–

7

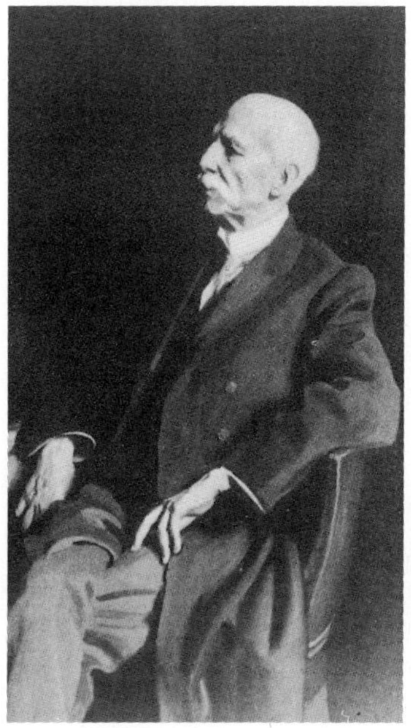
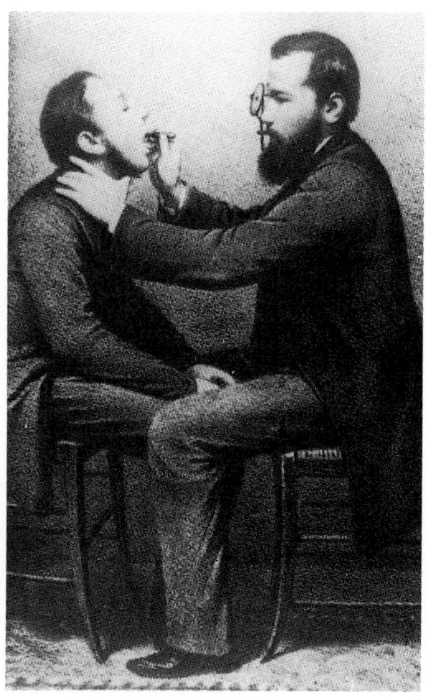

Abb. 5. Der spanische Gesangslehrer Emanuel García.

Abb. 6. Kehlkopfuntersuchung durch J. N. Czermak.

1873) (Abb. 6). Der Kehlkopfspiegel wurde in den folgenden Jahren zum wichtigsten Instrument der Stimmheilkunde, und er wird noch heute weltweit verwendet.

Moderne Elektronik

Ein letzter entscheidender Schritt in unserem Verständnis über die Bildung von stimmlichen Lauten, ob gesprochen oder gesungen, gelang durch die Entwicklung der modernen Elektronik. Erst dadurch konnten die komplizierten, schnellen Muskelbewegungen des Vo-

8

kalapparates, im besonderen aber die Charakteristika des ausgesandten Schalls, aufgezeichnet und analysiert werden.

Doch trotz der Untersuchung der Stimme und des Stimmapparates mit hochempfindlichen elektronischen Geräten und unter Einsatz modernster Computer ist es bis heute nicht gelungen, die Funktionsabläufe bei der Stimmgebung und beim Sprechen vollständig aufzuklären. Der Stimmapparat ist das komplizierteste motorische System im gesamten Körper, und die Stimm- und Sprechbewegungen stellen die komplexesten Bewegungsmuster dar, zu denen der Mensch fähig ist. Diese müssen nicht nur mit außerordentlicher Präzision, sondern auch ungeheuer schnell – im Bereich von Tausendstel von Sekunden – gesteuert, koordiniert und ausgeführt werden. Man schätzt, daß während des fortlaufenden Sprechens in jeder Sekunde allein für die richtige Bewegungsausführung der Stimm- und Sprechorgane 150000 Einzelentscheidungen vom Gehirn getroffen werden müssen!

Aus diesem Grund ist die Forschung auch noch nicht imstande, die unendliche Vielfalt des menschlichen Stimmklanges, die wir mit unserem Ohr mühelos unterscheiden können, objektiv zu analysieren und zu erklären. Mit Hilfe moderner computerisierter Schallanalysesysteme ist es möglich, gesunde von kranken Stimmen zu unterscheiden und neue Erkenntnisse im Bereich von Stimmkrankheiten zu gewinnen. Die Unterschiede einer ärgerlichen, einer ungeduldigen, einer liebevollen, einer verführerischen Stimme oder die unterschiedlichen künstlerischen Ausdrucksformen der Stimme bleiben derzeit aber noch einzig und allein der Beurteilung mit dem menschlichen Ohr überlassen.

▮ Was will dieses Buch?

Dieses Buch soll einen allgemein verständlichen Überblick darüber geben, wie man heute die Funktionsweise unserer Stimmgebung versteht. Obwohl die Erklärungen natürlich auf (bio-)physikalischen, medizinisch-anatomischen und -physiologischen Grundlagen beruhen, wurde versucht, ohne physikalischen Formelapparat und ohne medizinische Terminologie auszukommen. Um ein flüssiges Lesen zu erleichtern, sind die wenigen dennoch benötigten Fachausdrücke und Definitionen getrennt in einem physikalischen Anhang und in einem Glossar zusammengefaßt und erklärt.

Im Hauptteil (Kap. 2) werden die Elemente der Stimmbildung, nämlich Atmung, Kehlkopf, Mundraum und Steuerungsmechanismus, genauer vorgestellt. Auf dieser Grundlage werden weitere Themen diskutiert, z. B., was beim Stimmbruch oder bei Alterung der Stimme vor sich geht. Ein wichtiger Punkt betrifft die Fehlleistungen des menschlichen Stimmapparates, die kranke Stimme bzw. die Vorsorge, damit es durch Stimmhygiene gar nicht zu diesen Fehlleistungen kommen kann. In einem Seitenblick wird ein Vergleich der menschlichen mit tierischen Stimmen angestellt und unter anderem der Frage nachgegangen, warum Affen nicht, Papageien sehr wohl sprechen können. In diesem Zusammenhang ist es auch interessant, wann der Mensch sprechen lernte.

Außerdem wird untersucht, welche Unterschiede beim Singen eines Tons im Vergleich zum Sprechen eines Vokals bestehen. Dies führt uns zu der Frage, ob es meßbare Unterschiede gibt, etwa zwischen den Stimmen weltberühmter Sänger und von Personen, die nur im Badezimmer singen. Wird einem eine schöne Stimme in die Wiege gelegt, oder ist sie mehr das Resultat einer harten Ausbildung? Zum Schluß werden Besonderheiten der menschlichen Stimme gestreift: Spricht der Bauchredner wirklich mit dem Bauch? Was ist das Besondere an der Stimme von Kastraten, so daß sie über Jahrhunderte die Stars der damaligen Opernwelt waren?

Obwohl einige der angeschnittenen Fragen wissenschaftlich noch nicht endgültig beantwortet sind, soll der Überblick über den derzeitigen Stand der Erklärungen einiges zum Verständnis dessen beitragen, was von vielen als das persönlichste Ausdrucksmittel des Menschen gesehen wird. Wir wollen zeigen, wie dieses wunderbare Instrument »Stimme« funktioniert, wobei noch einzigartig dazukommt, daß der Mensch zugleich Instrument, aber auch Spieler dieses Instrumentes ist.

2 Die Stimme

Die Stimme – ein Instrument

Die Orgel wird als Königin der Instrumente bezeichnet, und tatsächlich kann man mit keinem anderen Musikinstrument vielfältigere Klänge erzeugen: Holzpfeifen ergeben Flötentöne, Metallpfeifen helle Trompetentöne, und die manchmal mehrere Meter großen Pfeifen können die tiefsten Töne eines Basses erzeugen. Außerdem können, wie bei einem Orchester, die verschiedenen Instrumente gleichzeitig zum Tönen gebracht werden.

Vergleicht man diese Klangfülle mit den Möglichkeiten einer menschlichen Stimme, so scheint fürs erste die Stimme, wie jedes andere Instrument, der Orgel unterlegen zu sein. Die menschliche Stimme hat jedoch eine Eigenschaft, die sie über jedes Instrument hervorhebt: Sie kann Sprache vermitteln! Durch die menschliche Stimme und die Artikulation kann Information in sehr dichter Form und völlig variablen Inhalts übertragen werden. Auch ein Instrument kann Information übertragen (Töne, Tonfolgen, Melodien, Stimmungen), im Vergleich zur Stimme entspricht dies aber nur einem gesungenen »Lied ohne Worte«.

Im folgenden wollen wir erklären, wie der menschliche Stimmapparat aufgebaut sein muß, um dieser zweifachen Aufgabe zu genügen:

- Einerseits die Fähigkeit eines Musikinstruments zu besitzen, Töne bestimmter Höhe und Lautstärke erzeugen zu können.
- Andererseits Träger der menschlichen Sprache zu sein, d. h. Vokale, Silben, Worte in fast beliebiger Vielfalt generieren zu können.

Bleiben wir bei dem Vergleich mit der Orgel (Abb. 7), der einen Überblick über die notwendigen instrumentellen Bestandteile der menschlichen Stimme erleichtert.

Wie bei der Orgel wird auch bei der Stimme zunächst ein Luftstrom in Bewegung gesetzt; bei der Orgel kann dies durch einen Blasebalg erfolgen, bei der Stimme sind die Lunge und die Brustmuskulatur dafür verantwortlich. Um Luft zu bewegen, muß man Energie aufwenden: Wie der Blasebalg zusammengepreßt werden muß, wird auch aus der Lunge durch Verengung des Brustkorbs Luft zum Ausströmen gebracht. Die Art und Weise, wie dieser Luftstrom an das schwingungsfähige System herangeführt wird, ist ein entscheidendes Kriterium für die Qualität des erzeugten Klangs. Nur ein in der Stärke und Strömung exakt abgestimmter und möglichst konstant fließender Luftstrom bewirkt eine gleichmäßige und damit stabile Tonbildung. Die Atmung ist daher der Motor und die Grundlage der Stimmproduktion.

Um einen Ton zu erzeugen, bedarf es immer eines schwingungsfähigen Systems. Bei der Zungenpfeife einer Orgel wird ein Metallplättchen zum Schwingen angeregt, bei der Stimme werden die im Kehlkopf gelegenen Stimmlippen durch die in der Luftröhre nach oben strömende Luft zum Schwingen gebracht.

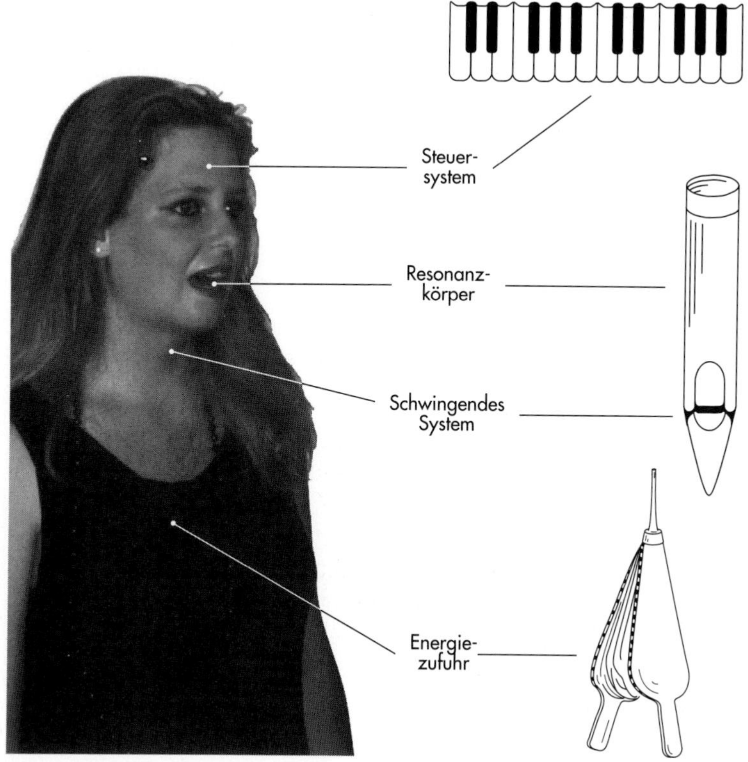

Abb. 7. Vergleich des menschlichen Stimmapparates mit der Tonerzeugung einer Orgel.

Sowohl bei der Orgelpfeife als auch bei der Stimme hat der dabei erzeugte Ton keine Ähnlichkeit mit dem gewohnten Musik- bzw. Stimmklang. Erst durch eine entsprechende Überformung in einem Resonanzkörper werden bestimmte Frequenzbereiche der ursprünglich erzeugten Schwingung verstärkt, andere abgeschwächt. Dieser Resonanzkörper bildet den größten Bestandteil einer Orgelpfeife, im Menschen ist es der Rachen- und Mundraum, zum Teil auch der Nasenraum. Dabei zeigt sich aber ein großer Unterschied zwischen Musikinstrumenten und der menschlichen Stimme. Während bei jenen der Resonanzraum in seiner Größe und Form im allgemeinen fixiert ist, kann insbesondere der Mundraum durch Mund-, Zungen- und Lippenbewegungen stark und rasch verformt werden. Wie wir im folgenden genauer sehen werden, bildet diese Beweglichkeit des Mund- und Rachenraums eine der Grundlagen für unsere Sprachfähigkeit.

Das Zusammenspiel von schwingungserzeugendem und verstärkendem System muß allerdings genau abgestimmt sein, um einen Ton gewünschter Qualität und gedachten Inhalts zu erzielen. Ist bei der Orgel diese Steuerung durch Drücken einer Taste relativ einfach, so sind am Sprechen etwa 100 verschiedene Muskeln des Atemapparates, des Kehlkopfs und des Mund- bzw. Rachenraums beteiligt. Die Muskeln müssen in einer genau abgestimmten Zeitabfolge aktiviert werden; außerdem wird der muskuläre Spannungszustand ständig kontrolliert, mit den Sollwerten verglichen und bei Bedarf korrigiert. Diese Aktivitäten laufen über verschiedene Stellen des Zentralnervensystems, vor allem über das sogenannte Sprachzentrum, das im Großhirn lokalisiert ist.

Im weiteren wollen wir die vier Grundpfeiler der menschlichen Stimme, nämlich Energiezufuhr, Tonerzeugung, Verstärkung und die Steuerung dieser drei Komponenten genauer betrachten.

Atmung – Motor der Stimme

»*Das Zwerchfell ist der Sitz der Seele*«
Vorstellung in der Antike.

Die Atmung liefert mit dem durch die Luftröhre nach oben fließenden Ausatemstrom die Grundlage für die Entstehung eines Klanges: eines gesprochenen Wortes, eines Schreies oder eines gesungenen Tones.

Lunge

Der Hauptzweck der Atmung ist allerdings die Zufuhr lebensnotwendigen Sauerstoffs aus der Luft bzw. der Abtransport des Abfallprodukts Kohlendioxid. Der Austausch von Sauerstoff gegen Kohlendioxid erfolgt in der Lunge, genauer an der Oberfäche der etwa 0,2 mm kleinen Lungenbläschen. Durch den schwammähnlichen Aufbau der Lunge aus Millionen von Bläschen können insgesamt 70 m^2 (!) Oberfläche zum Gasaustausch genutzt werden. Die Luftzufuhr zu den Bläschen erfolgt durch Bronchien, die sich, gleich den Ästen eines Baumes, zu immer dickeren Gefäßen zusammenschließen, um letztlich im Stamm, der *Luftröhre (Trachea)*, zu münden (Abb. 8). Die Luftröhre hat beim erwachsenen Menschen einen Durchmesser von etwa 1,5–2 cm, ist 10–12 cm lang und besteht aus 15–20 hufeisenförmigen Knorpelspangen mit einer häutigen Rückwand und einem elastischen Bindegewebe zwischen den Knorpeln. Dieser Aufbau ermöglicht die Beuge- und besonders Drehbewegungen des Halses.

Die beiden *Lungenflügel* können bei einem erwachsenen Menschen an die 6 l Luft aufnehmen. Allerdings wird dieses Luftvolumen nicht bei jedem Atemzug

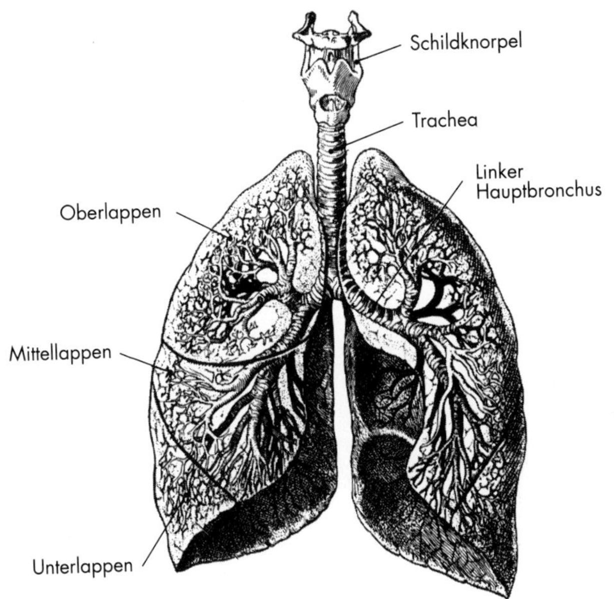

Abb. 8. Aufbau der Lunge.

ein- und ausgeatmet: Beim ruhigen Atmen ist nur etwa ein halber Liter Luft in Bewegung. Bei maximaler Einatmung kann die Lunge aber 2,5 l Luft zusätzlich aufnehmen und bei möglichst tiefer Ausatmung 1,5 l zusätzlich abgeben. Etwas mehr als 1 l Luft verbleibt immer in der Lunge; dieser Restanteil wird jedoch laufend ausgetauscht.

Durch eine Gesangsausbildung wird nicht so sehr das Atemvolumen erhöht, sondern durch eine bessere Atemkontrolle und -führung das vorhandene Atemvolumen optimal ausgenützt.

Die Lunge kann allerdings nicht von sich aus, aktiv, Luft zum Ein- oder Ausströmen bringen, sondern nur den ihr zur Verfügung stehenden Brustraum ausfüllen. Eine Volumenänderung muß daher durch Vergrößerung bzw. Verkleinerung des Brustraumes erfolgen, wofür es zwei Grundmechanismen gibt.

Bauchatmung

Der Brustraum ist nach unten durch das *Zwerchfell* vom Bauchraum getrennt. Das Zwerchfell ist ein querliegender (das mittelhochdeutsche Wort »twerh« bedeutet quer), flächenförmig ausgeformter Muskel, der sich wie eine Kuppel in den Brustraum wölbt. Zur Einatmung zieht sich dieser Muskel zusammen und bewirkt somit eine Abflachung der Wölbung und eine Vergrößerung des Brustraumes (Abb. 9). Da die unter dem Zwerchfell gelegenen Teile ausweichen müssen und dies nur nach vorne möglich ist, erkennt man die Senkung des Zwerchfells von außen durch eine stärkere Wölbung der Bauchwand; daher auch der Name Bauchatmung.

Geschieht das Einatmen aktiv durch Kontraktion des Zwerchfells, so erfolgt das darauffolgende Ausatmen

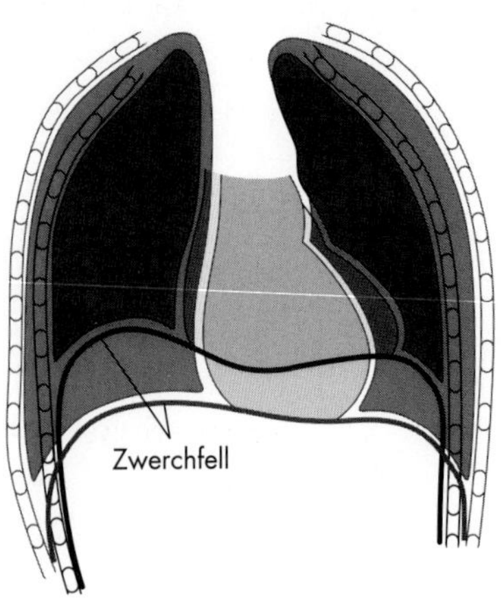

Abb. 9. Atmungsvorgang.

völlig passiv: Das Zwerchfell erschlafft und wird durch die vorher gedehnte und nun sich zusammenziehende Lunge wieder in die ursprüngliche Lage gehoben.

Brustatmung

In Abb. 9 sieht man, daß durch Anspannung des Zwerchfells auch der Brustkorb etwas nach außen gewölbt wird. Diese Hebung des Brustkorbs kann aber auch aktiv durch die *Zwischenrippenmuskulatur* erfolgen, wodurch eine Vergrößerung des Brustraumes hervorgerufen wird. Die Vergrößerung bewirkt eine Dehnung der Lungen und läßt die Luft durch die Luftröhre in die Bronchien einströmen (Einatmung). Die Ausatmung geht wiederum passiv vor sich, indem die Zwischenrippenmuskulatur erschlafft und der Brustkorb in die Ausgangsposition zurück sinkt.

Die physiologisch *richtige Atmung* ist eine *kombinierte Brust-, Bauchatmung,* da dabei der Brustraum gleichmäßig nach allen Seiten erweitert und mit geringstem Muskelaufwand das größte Luftvolumen gefördert wird.

Ruheatmung

Bei der sogenannten Ruheatmung (Atmung, bei der nicht gesprochen oder gesungen wird) ist die Einatmung ein aktiver muskulärer Vorgang, d. h. durch Zwerchfell und Zwischenrippenmuskulatur wird der Brustkorb aktiv erweitert und damit die Lunge gedehnt. Die Ausatmung ist dagegen ein passiver Vorgang, durch die Erschlaffung der Muskeln kann sich die Lunge wieder in

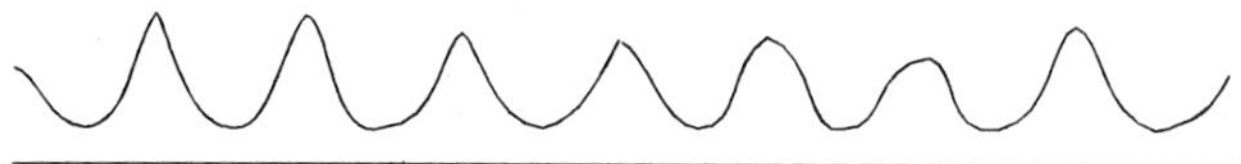

a

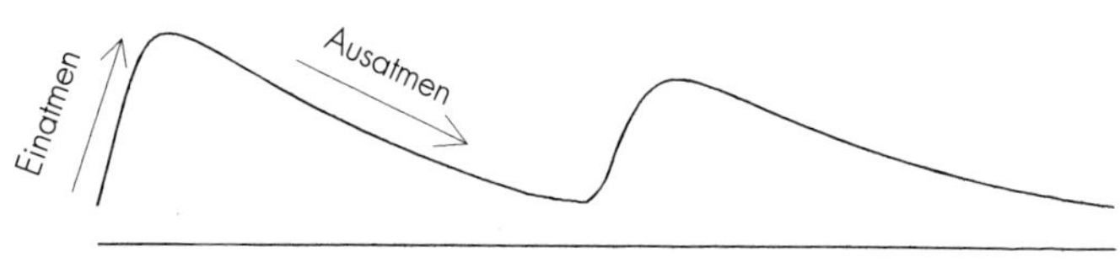

b

Sprechen

Abb. 10. a Ruheatmung, **b** Sprechatmung.

ihren Ruhezustand zurückziehen. Die Ein- und Ausatemphasen sind dadurch etwa gleich lang (Abb. 10 a). Im Durchschnitt macht ein Erwachsener etwa 16 Atemzüge pro Minute. Dieser Rhythmus ist mit der Zusammensetzung des Blutes gekoppelt: Übersteigt der Kohlendioxidgehalt des Blutes einen bestimmten Wert, gibt das Atemzentrum den Befehl zu einer weiteren Einatemphase.

Sprech- und Singatmung

Die Sprech- und besonders die Singatmung unterscheiden sich von der Ruheatmung dadurch, daß die Ausatemphase sehr stark gegenüber der Einatemphase verlängert ist (Abb. 10 b). Dies ist notwendig, da im Normalfall nur der Ausatemstrom zur Stimmerzeugung benutzt wird. Um eine vernünftige lautsprachliche Kom-

munikation zu ermöglichen, muß daher für das Sprechen
ein ausreichend langer und konstanter Ausatemstrom
zur Verfügung stehen. Das Atemmuster der Ruheatmung
ist dafür nicht geeignet, da die Ausatemphase jeweils nur
einige Sekunden dauert.

Diese Verlängerung der Ausatmungsphase ge-
schieht durch drei Mechanismen:

- Es wird stärker eingeatmet.
- Die Ausatmung geschieht aktiv, d.h. die Einat-
  mungsmuskeln führen den Brustraum aktiv und
  verlangsamt in die Ausgangslage zurück. Dieser
  Mechanismus spielt eine wichtige Rolle in der
  Stimm- und Gesangsausbildung und wird *Atem-
  stütze* oder Appoggio genannt.
- Es wird nicht nur bis zur Ruhelage der Lunge aus-
  geatmet, sondern der Brustraum wird noch weiter
  durch Ausatemmuskeln verengt.

Mit diesen Techniken können ungeübte Erwachse-
ne einen Ton etwa 15 Sekunden, geübte Sänger aber weit
länger aushalten. In beiden Fällen ist das Ende nicht da-
durch bedingt, daß das Luftreservoir zu Ende geht, son-
dern, daß der (zu) hohe Kohlendioxidgehalt im Blut zur
Einatmung zwingt.

Der Luftstrom wird bei ruhiger Atmung mit etwa
3–5 Meter pro Sekunde (m/s) von der Lunge durch die
Luftröhre Richtung Mundraum bewegt. Dabei muß al-
lerdings noch eine Engstelle, der Kehlkopf, passiert wer-
den, der für die Tongebung (insbesondere die Tonhöhe)
grundlegende Bedeutung hat.

Kehlkopf und Stimmlippen – der Klanggenerator

Des Sängers Gold liegt in seiner Kehle.

Auch der Kehlkopf ist primär nicht zur Klangerzeugung geschaffen, sondern zum Schutz der Lunge vor Fremdstoffen. Eine Schließvorrichtung verhindert das Eindringen von festen Speiseteilen und von Flüssigkeit. Ist dennoch ein Fremdkörper auf die Stimmlippen oder gar in die Luftröhre gelangt, so wird dieser durch einen effizienten Mechanismus wieder entfernt: Die Stimmlippen im Kehlkopf schließen sich, und durch Verengung des Brustkorbs (und damit der Lunge) wird ein Überdruck in der Luftröhre unterhalb des Kehlkopfs erzeugt. Dieser Überdruck »sprengt« dann das verschlossene Tor der Stimmlippen, und die Fremdstoffe werden mit einem Hustenstoß ausgeschleudert.

Sekundär, für uns aber von größerem Interesse, ist die Funktion des Kehlkopfes als Klangerzeuger. Um diesen Mechanismus zu verstehen, müssen wir zuerst die Bausteine, d. h. den anatomischen Aufbau des Kehlkopfes kennenlernen.

Der Kehlkopf baut sich aus einer Reihe von Knorpeln auf (Abb. 11), die von Bändern zusammengehalten werden und durch Muskeln bewegt werden können. Den Hauptbestandteil bildet der *Schildknorpel.* Dieser besteht aus zwei Platten, die sich vorne V-förmig vereinen. Der Winkel zwischen den Platten beträgt bei Kindern etwa 120°; in der Pubertät wird dieser Winkel nur bei Knaben geringer und erreicht beim erwachsenen Mann einen Endzustand von etwa 90°. Der vordere Teil des Schildknorpels kann auch von außen gesehen werden. Die Tatsache, daß dieser Teil beim Mann spitzer und damit ausgeprägter und auffälliger gebaut ist als bei Frau-

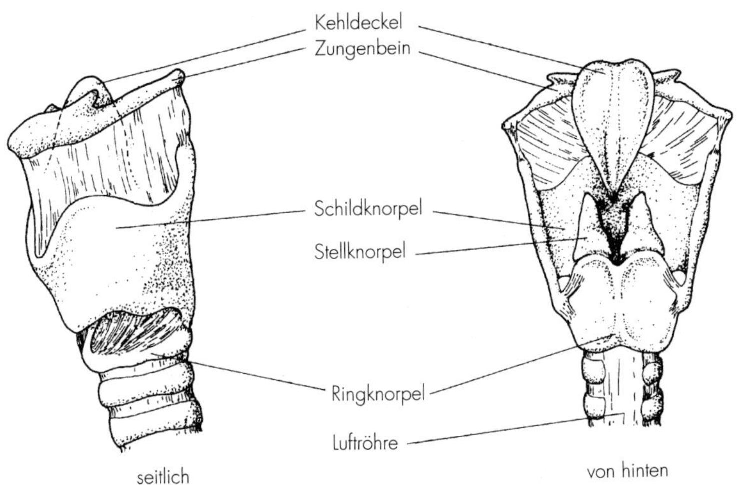

Abb. 11. Knorpelgerüst des Kehlkopfes.

en, ist die Begründung für den Namen »*Adamsapfel*«. Eine Einsenkung am oberen Rand des Schildknorpels (Abb. 11) kann man leicht ertasten.

Unterhalb des Schildknorpels liegt der *Ringknorpel*, der etwa die Form eines Siegelrings besitzt und sich aus dem obersten Knorpelring der Luftröhre entwickelt hat.

Auf der Platte des Ringknorpels sitzen gelenkig verbunden die beiden *Stellknorpel*. Diese haben eine besonders wichtige Funktion bei der Tongebung, da an ihnen die Stimmlippen ansetzen. Die Bewegung der Stellknorpel steuert die Öffnung und Schließung sowie die Spannung der Stimmlippen.

Der Kehlkopf ist in einem Netz äußerer Muskeln eingespannt, die seine vertikale Bewegung erlauben. So kann man leicht ertasten, wie der Kehlkopf beim Schlukken um einige Zentimeter gehoben wird. Eine Kehlkopfhebung erfolgt auch beim Singen von hohen Tönen. Interessant ist, daß diese Kehlkopfhebung am ausgepräg-

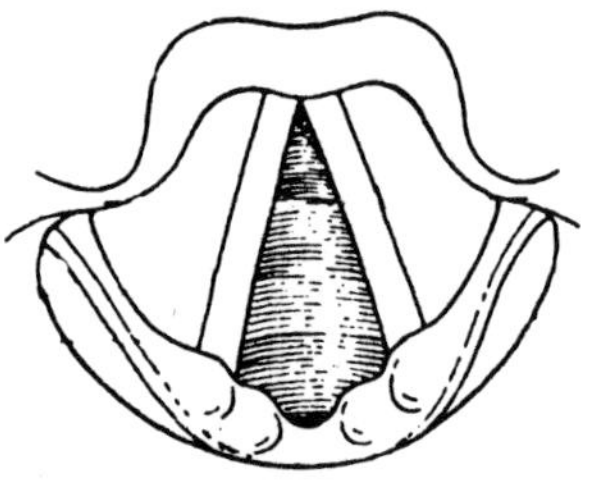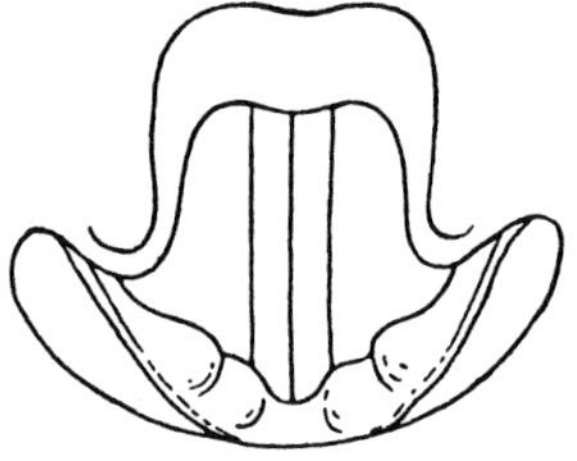

Abb. 12 a, b. Stellung der Stimmlippen: **a** bei der Atmung, **b** bei der Stimmgebung.

testen bei ungeübten Sängern ist, im Laufe einer Stimmausbildung aber immer mehr abnimmt (s. Kap. 6).

Die inneren Muskeln des Kehlkopfes haben drei prinzipielle Funktionen: die Stimmlippen zu öffnen, zu schließen und zu spannen. Zum Öffnen genügt ein Muskelpaar (je ein Muskel für die linke und rechte Stimmlippe), das Schließen wird von drei Muskelpaaren bewirkt (Abb. 12 a zeigt die geöffneten Stimmlippen während der Atmung). Für die Stimmgebung müssen die Stimmlippen während der Ausatmung geschlossen sein (Abb. 12 b). Die Schließmuskeln sind gemeinsam mit einigen anderen Muskeln auch für das Spannen der Stimmlippen verantwortlich. Ein weiterer wichtiger Mechanismus ist, daß der Ringknorpel nach hinten gekippt werden kann. Durch dieses Kippen werden die Stellknorpel nach rückwärts bewegt, was eine Verlängerung und damit eine größere Spannung der an ihnen befestigten Stimmlippen bewirkt.

Die *Stimmlippen* (Abb. 13) sind an der Innenseite des Schildknorpels fest verankert, nach rückwärts werden sie immer breiter und enden an den beweglichen Stellknorpeln. Der Hauptteil der Stimmlippen besteht aus einem zopfartig verflochtenen Muskelgewebe, dessen innere Ränder in dehnbare Membranen münden. Diese

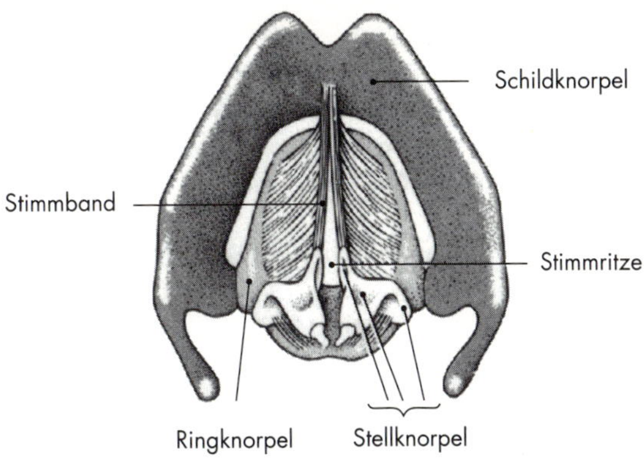

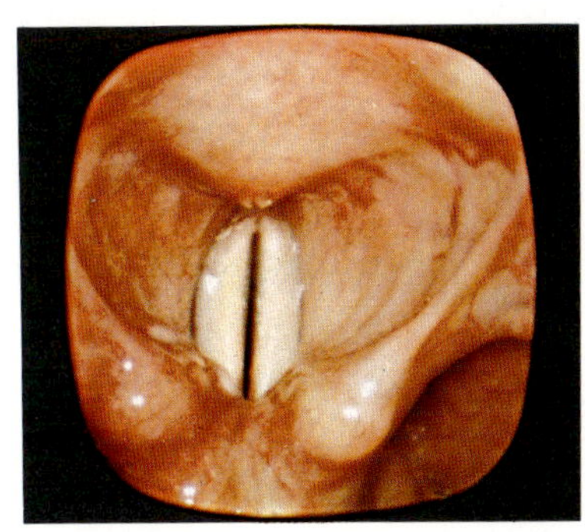

Abb. 13. Schematische Darstellung und Foto der menschlichen Stimmlippen.

Membranen sind die eigentlichen *Stimmbänder*. Häufig wird nicht ganz exakt die Bezeichnung Stimmbänder für die gesamten schwingenden Strukturen, also die Stimmlippen, verwendet.

Der Raum zwischen den Stimmlippen wird als *Stimmritze* oder *Glottis* bezeichnet. Oberhalb der Stimmlippen und annähernd parallel dazu befinden sich ähnliche faltenartige Vorwölbungen, die *Taschenfalten*, die manchmal auch falsche Stimmlippen genannt werden. Im Normalfall tragen die Taschenfalten nur wenig zur Stimmgestaltung bei, in Notfällen (z. B. durch operativen Verlust einer oder beider Stimmlippen) können die Taschenfalten die Funktion der Stimmlippen übernehmen. Die sogenannte »Taschenfaltenstimme« klingt allerdings sehr rauh und gepreßt.

Zwischen Taschenfalten und Stimmlippen liegen beidseits zwei Ausbuchtungen, die *Morgagni-Taschen* (nach dem Anatom *Giovanni Battista Morgagni)* oder *Kehlkopfventrikel* genannt werden und die bei ausgebildeten Sängerstimmen eine spezielle Bedeutung erlangen.

Bei ruhiger Atmung ist die Stimmritze ständig geöffnet, bei der Einatmung stärker, besonders bei tiefer Atmung; beim Ausatmen wird die Stimmritze etwas verengt, um eine zu schnelle Entleerung der Lunge zu verhindern. Die Luft strömt bei der Atmung mit einer Geschwindigkeit von etwa 3–5 m/s durch die Stimmritze, bei Hustenstößen kann der Luftstrom eine Geschwindigkeit bis zu 120 m/s (mehr als 400 km/h !) erreichen.

Um einen Sprech- oder Sington zu erzeugen, werden die Stimmlippen muskulär gleichzeitig mit dem Beginn der Ausatmung verschlossen (s. Abb. 12 b). Durch Verengung des Brustkorbs strömt Luft aus der Lunge, so daß vor den geschlossenen Stimmlippen eine Zone mit erhöhtem Luftdruck entsteht. Dieser Überdruck gegenüber dem äußeren Luftdruck ist etwa so groß wie der Druck, den eine etwa 10 cm hohe Wassersäule auf den Untergrund ausübt. Da der äußere Luftdruck einer 10 m hohen Wassersäule entspricht, ist dieser Überdruck nicht sehr hoch: Unterhalb der geschlossenen Stimmlippen herrscht beim Sprechen ein Druck, der nur etwa 1 % über dem äußeren Luftdruck liegt. Selbst bei lautem Singen oder bei hohen Tönen steigt dieser Wert nur ungefähr auf das Dreifache an.

Dieser geringe Unterschied genügt aber, daß die Stimmlippen zur Öffnung gezwungen werden und die gestaute Luft entweichen kann. Der Luftstrom durch die

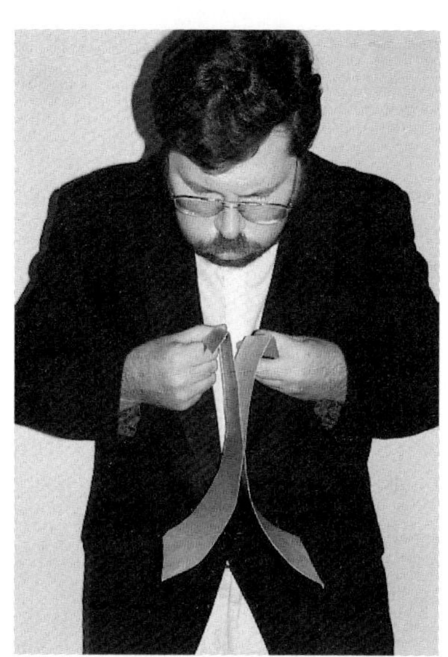

Abb. 14. Aerodynamisches Paradoxon.

Engstelle der Stimmlippen erzeugt einen Effekt, den die Physiker als *aerodynamisches Paradoxon* bezeichnen: Strömt ein Gas zwischen zwei beweglichen Platten hindurch, so entsteht zwischen den Platten ein Unterdruck und sie werden aufeinander zugezogen (Abb. 14). Die aerodynamische Kraft sowie die muskuläre Unterstützung (die Muskeln sind ja eigentlich in Schließstellung und die Glottis ist nur durch den Überdruck geöffnet worden) bewirken ein Schließen der Stimmritze, dann beginnt der Vorgang mit dem Öffnen der Stimmritze von Neuem. (Dieses Zusammenwirken von muskulären und aerodynamischen Effekten wird als *myoelastische-aerodynamische Theorie* bezeichnet). Die Abfolge zwischen Öffnen und Schließen erfolgt sehr rasch, etwa einige hundertmal pro Sekunde und ist viel zu schnell, um mit dem freien Auge wahrgenommen werden zu können: Unser Sehsinn kann nur etwa 8 Bilder pro Sekunde auflösen. Um einen Schwingungszyklus wie in Abb. 15 festzuhalten, braucht man spezielle Hochgeschwindigkeitskameras.

Durch das Öffnen und Schließen der Stimmlippen können in periodischer Regelmäßigkeit Luftmengen größerer bzw. kleinerer Dichte aus dem Kehlkopf und über den Mundraum aus dem Mund entweichen (Abb. 16). Eine solche räumlich sich ausbreitende Abfolge von Verdichtungen und Verdünnungen der Luft ist nichts anderes als eine Schallwelle – ein Klang ist entstanden!

Mit einfachen Hilfsmitteln, aber aufgrund des genau gleichen Prinzips, werden die meisten Leser auch bereits Geräusche erzeugt haben:

- Man kann einen Grashalm straff zwischen die beiden Daumen spannen, um durch die Öffnung zu blasen.
- Oder man kann aus einem aufgeblasenen Luftballon die Luft entweichen lassen, wobei man das Öffnungsstück durch Langziehen verengt.

In beiden Fällen wird ein Klang erzeugt, der durch die raschen Schwingungen des Grashalms bzw. der Gummihaut hervorgerufen wird, die wiederum auf dem aerodynamischen Paradoxon beruhen.

Die Höhe des ausgesandten Tons hängt davon ab, wie oft der Schwingungsvorgang pro Sekunde erfolgt:

- Geschieht er 440mal in der Sekunde, so hat der Ton eine Tonhöhe von 440 Hertz. In musikalischer Sprache ist dies der *Kammerton A* (nach genauer Bezeichnung der Ton a^1).

Abb. 15a-f. Zyklus einer Stimmlippenschwingung. ▶

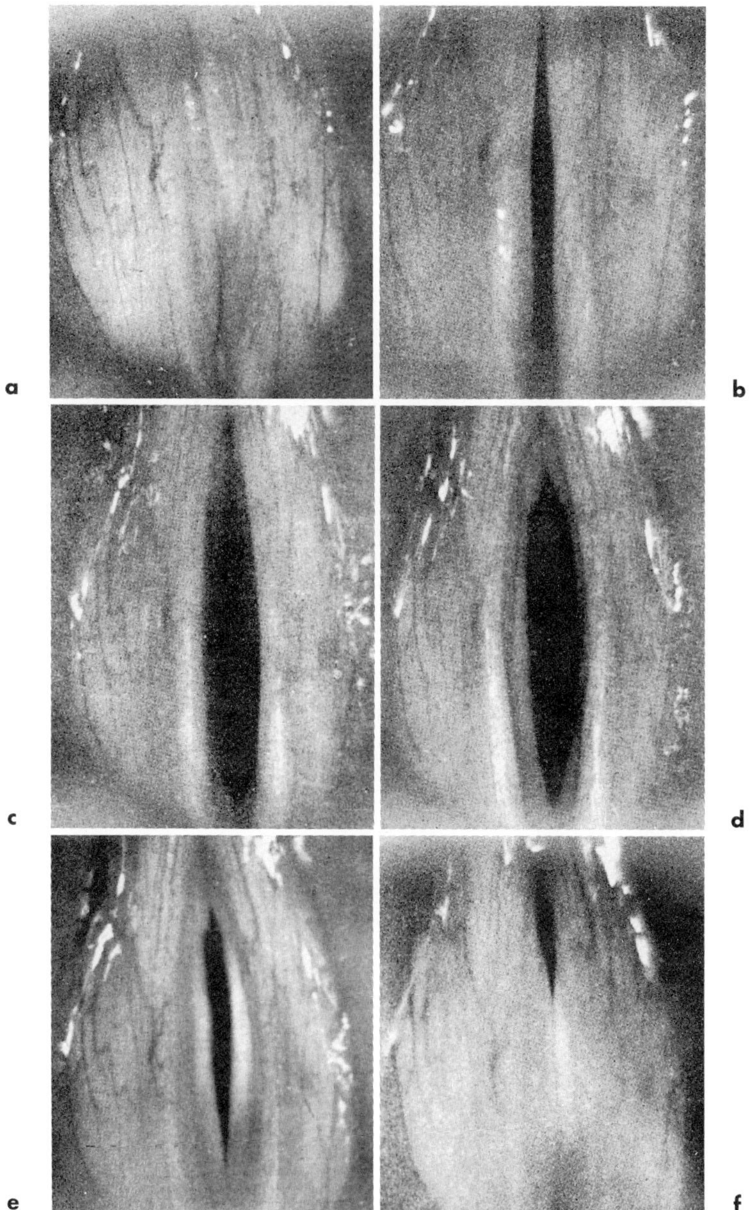

29

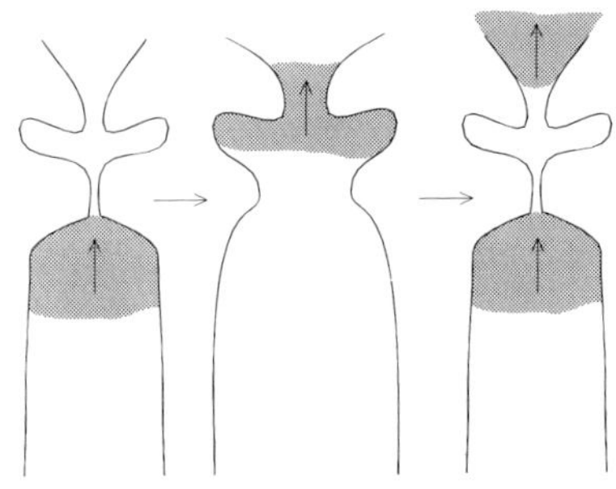

Abb. 16. Entstehung einer Schallwelle durch Öffnen und Schließen der Stimmlippen.

Erfolgt die Schwingung doppelt so schnell (880 Hertz) bzw. doppelt so langsam (220 Hertz), so ist die Tonhöhe eine Oktave höher (a^2) bzw. tiefer (a).

Die Stimmlippen schwingen bei gleichbleibendem Luftdruck um so langsamer, je länger sie sind. Durch die Form des Schildknorpels sind die Stimmlippen von Männern länger als die von Frauen, eine Männerstimme liegt deshalb im Mittel eine Oktave unter einer Frauenstimme.

Die Geschwindigkeit, mit der Schwingungen ablaufen, hängt auch damit zusammen, wieviel Masse zum Schwingen gebracht werden muß: ein massereicher Körper ist schwerer zu bewegen als ein leichter. Dieser Effekt wird bei den Stimmlippen genutzt, um verschiedene Tonhöhen erzeugen zu können.

In Abb. 17 sind zwei Extrembeispiele dargestellt: Beim einen sind die Stimmlippen sehr voluminös, die Schwingungen laufen langsam ab (Abb.17 a). Beim anderen sind die Stimmlippen sehr gestrafft, sie sind auch steifer und nur ein Teil wird zu Schwingungen angeregt (Abb.17 b). Die linke Abbildung entspricht einer *Bruststimme*, die rechte einer *Kopfstimme* (s. Kap. 6).

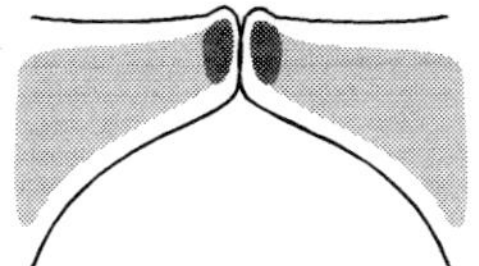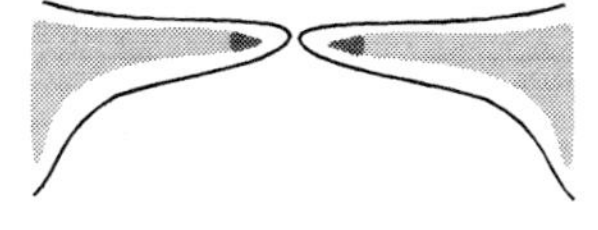

Abb. 17 a, b. Seitenansicht der Stimmlippen **a** für Brust- und **b** für Kopfstimme.

Zum Spannen der Stimmlippen ist vermehrte Muskelarbeit notwendig. Aus diesem Grund ermüdet eine Stimme sehr rasch, wenn in hoher Lage gesprochen wird. Wenn man über einen längeren Zeitraum gut gehört werden will, ist es viel ökonomischer, laut statt hoch zu sprechen.

Am Morgen sind die Stimmlippen aufgrund der horizontalen Lage des Körpers während der Nacht mit mehr Flüssigkeit gefüllt und erlauben daher tiefere Töne. Sänger geben an, daß sie am Morgen einige Ganztöne tiefer singen können, und daß der gewohnte Stimmumfang erst nach einigen Stunden erreicht wird.

Die Grundeinstellung, wie hoch der Ton erschallen soll, wird also durch muskuläre Tätigkeiten, durch geeignete Einstellung der Stimmlippenspannung, bewirkt. Zum Schwingungsvorgang selbst bedarf es des aerodynamischen Effektes – kein Muskel kann aktiv etwa 100mal in der Sekunde bewegt werden.

Der Stimmlippenton ähnelt allerdings in keiner Weise den Lauten, die wir als gesprochene Worte oder als gesungene Töne kennen. Er ist vielmehr ein sehr undifferenzierter Laut, ähnlich einem unklaren »aaaaa«.

Wie kann dieser Laut physikalisch charakterisiert werden?

Jede periodische Schwingung kann als Überlagerung von *harmonischen (Sinus) Schwingungen* mit Frequenzen, die ganzzahlige Vielfache einer Grundfrequenz sind, dargestellt werden (s. Anhang). Der Ton setzt sich also aus *Grundton* und *Obertönen* zusammen. Der Grundton bestimmt die Tonhöhe, Anzahl und Stärke der Obertöne geben die Charakteristik des Tones an. Die Kennzeichnung eines Klanges erfolgt durch ein Frequenzspektrum, in dem Höhe und Stärke von Grund und Obertönen aufgetragen sind (s. Abb. 67 im Anhang). Je komplizierter eine Schwingungsform aufgebaut ist, desto mehr Obertöne sind in dieser Schwingung enthalten. In Abb. 18 ist eine Stimmbandschwingung (man beachte die lange Verschlußzeit) und das entsprechende obertonreiche Frequenzspektrum dargestellt.

Wie aus diesem stimmhaften, aber undifferenzierten Klang, der allerdings bereits die Eigenschaft einer bestimmten Tonhöhe besitzt, ein schöner Gesangs- oder Sprechton wird, der zusätzlich noch eine Textinformation vermitteln kann, soll im folgenden Abschnitt betrachtet werden.

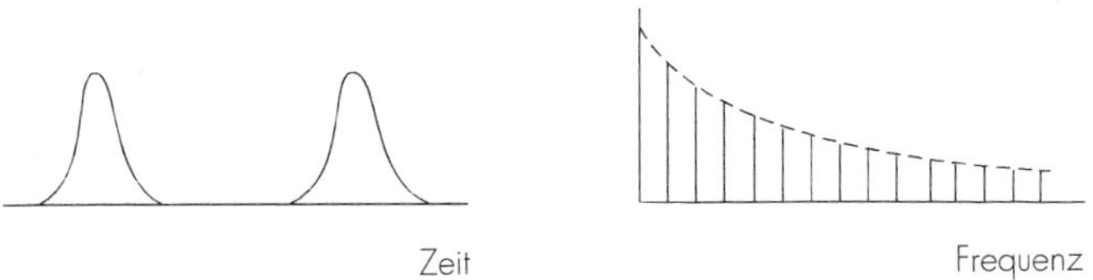

Abb. 18. a Stimmbandschwingung, **b** das dazugehörige Frequenzspektrum.

Der Vokaltrakt – der Resonanzraum

Ein wichtiger Bestandteil der menschlichen Stimmerzeugung ist der Vokaltrakt oder, wie er in Analogie zu den Musikinstrumenten auch häufig genannt wird, das *Ansatzrohr*. Auch dieses dient nicht primär der Stimmgebung sondern der Luftzufuhr und Nahrungsaufnahme. Außerdem ist im Mundraum der Geschmackssinn, im Nasenraum der Geruchsinn lokalisiert.

Ähnliches gilt für viele Tiere, besonders für Säugetiere. Allerdings ist nur beim Menschen der Mundraum über einen sehr ausgeprägten Rachenraum mit dem Kehlkopf verbunden, so daß damit eine zweifache Funktion erzielt werden kann: Erstens werden die Stimmlippentöne verstärkt, zweitens können diese bewußt durch Änderung der Mundstellung variiert werden.

Betrachten wir uns anhand von Abb. 19 den Vokaltrakt näher.

Das Ansatzrohr beginnt mit der Stimmritze, die im vorigen Abschnitt besprochene Morgagni-Tasche ist also bereits Teil des Vokaltrakts.

Zwischen Stimmlippen und Mundraum befindet sich der *Rachenraum,* der noch unterteilt werden kann in den Kehlrachen-, in den Mundrachen- sowie in den Nasenrachenraum. Der *Kehlrachen* ist ein von Schleimhaut ausgekleideter Muskelschlauch, der hinter dem Kehlkopf in die Speiseröhre übergeht. Der *Nasenrachenraum* wird nach oben durch den Rachendeckel begrenzt, an dem sich die Rachenmandeln befinden. Hier beginnen, rechts und links symmetrisch, die *Eustachischen*

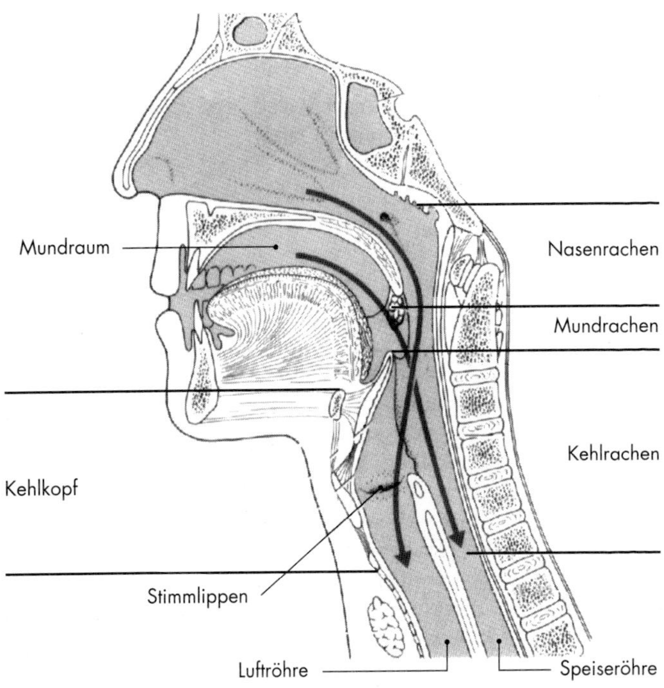

Abb. 19. Darstellung des Vokaltrakts.

Röhren (nach dem italienischen Anatom *Bartolomeo Eustachi*), die eine Verbindung zum Mittelohr schaffen. Bei schneller Überwindung eines größeren Höhenunterschiedes (z. B. bei der Fahrt mit einer Seilbahn) kann es zu einem »Ohrenverschlagen« kommen; der Grund ist ein zu großer Druckunterschied zwischen Mittelohr und Außenraum. Durch Schlucken oder Gähnen kann über die Eustachische Röhre ein Druckausgleich durchgeführt und die unangenehme Situation behoben werden.

Der *Mundrachen* reicht von der Zungenwurzel bis zu den Gaumenbögen und ist in dieser ausgeprägten Form nur beim Menschen vorhanden. Daran schließt nach vorne die *Mundhöhle* an, sie ist von Mundboden, Wangen und Gaumen begrenzt und nach vorne von den beiden Zahnreihen abgeschlossen. Der größte Teil des Mundraumes wird von der *Zunge* eingenommen. Die Zunge ist das beweglichste Muskelsystem unseres Körpers und damit wichtigster Bestandteil der Artikulationsfähigkeit des Menschen.

Resonanz

Ganz grob kann Rachen- und Mundraum als eine (gekrümmte) zylindrische Röhre gesehen werden; wir können damit für die akustischen Überlegungen die Ähnlichkeit mit einem Flötenkörper ausnutzen (Abb. 20). Ein entsprechender Hohlkörper besitzt bestimmte *(Eigen-)Resonanzen*. Dies sind Frequenzbereiche, bei denen ein eingestrahlter Klang verstärkt wird; gleichzeitig eingestrahlte Töne, die nicht diese Resonanzfrequenzen aufweisen, werden nicht verstärkt und sind im abgestrahlten Klang praktisch nicht hörbar (s. Anhang).

Die Lage der Grundresonanz und der Obertöne ist bei flötenartigen Instrumenten von der Länge des Resonanzkörpers abhängig und, ob das Ende abgeschlossen oder offen ist. Wir haben gesehen, daß die Stimmlippenöffnung im Vergleich zum Durchmesser des Vokaltraktes eher klein ist, ferner sind die Stimmbänder beim Sprechen und Singen während annähernd der Hälfte der Zeit geschlossen (s. Abb. 18). Aus diesen Gründen ist die Analogie des Mund- und Rachenraums mit einer einseitig geschlossenen Pfeife zutreffender als die mit einer beidseitig offenen.

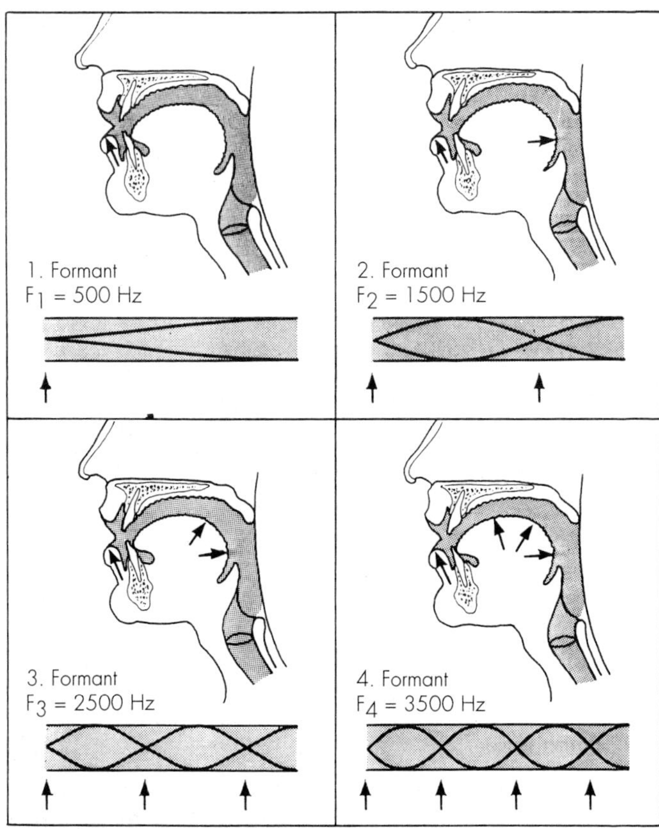

Abb. 20. Analogie des menschlichen Vokaltrakts mit einer zylindrischen, einseitig geschlossenen Röhre. Die Pfeile geben die Druckknoten für die ersten vier Formanten an.

Formanten

In Abb. 20 ist dieser Vergleich für Grundton und erste Obertöne skizziert. Die Frequenz des Grundtons (500 Hertz) ist aus der durchschnittlichen Länge des Vokaltrakts eines erwachsenen Mannes mit etwa 17,5 cm berechnet. Die Frequenz des ersten Obertones ergibt sich zu 1500 Hertz, die des zweiten zu 2500 Hertz usw. Diese Resonanzen werden bei der menschlichen Stimme als *Formanten* bezeichnet.

Die Frequenzfolge 500, 1500, 2500 Hertz, … ergibt sich nur für den idealen Fall einer völlig runden Pfeife, die über die gesamte Länge den gleichen Durchmesser besitzt. Ist diese Bedingung nicht erfüllt, liegen die Resonanzen bei anderen Frequenzen; die Verschiebung ist um so größer, je weniger Ähnlichkeit der betrachtete Hohlraum mit einem Zylinder besitzt. Durch die Beweglichkeit des Vokaltraktes (insbesondere der Zunge) kann somit die Lage der Resonanzen verändert werden: Die Stellung des Mundraums bestimmt die Formanten. Dies hat aber weitreichende Konsequenzen, denn aus der Lage der Formanten ergibt sich ein Großteil der Charakteristik des ausgesandten Klanges, z. B. die Artikulation der einzelnen Vokale.

Konsonanten

Bevor wir die Vokalbildung genauer besprechen, wollen wir uns kurz der Entstehung von Konsonanten zuwenden. Eine Einteilung der Konsonanten kann einerseits nach dem Typ der Artikulation, andererseits nach dem Ort seiner Entstehung erfolgen.

Bei den Konsonanten »f«, »s« oder »sch« wird der Luftstrom durch Engstellen gehemmt, wodurch ein Strömungsgeräusch ohne definierte Tonhöhe entsteht. Beim »f« befindet sich die Engstelle zwischen Lippen und Zähnen, beim »s« zwischen Zunge und vorderem Teil, beim »sch« zwischen Zunge und mittlerem Teil des Gaumens.

Bei den Verschlußlauten »p«, »t«, »k« wird der Luftstrom an verschiedenen Stellen des Mundraums gestaut, beim »p« zwischen den Lippen, beim »t« zwischen Zunge und vorderem und beim »k« zwischen Zunge und rückwärtigem Teil des Gaumens. Die gestaute Luft wird plötzlich freigegeben, was zu einem »explosionsartigen« Geräusch führt.

Die Stimmlippen sind bei der Bildung der vorhin genannten Konsonanten nicht beteiligt, sie tragen deshalb auch den Namen stimmlose Konsonanten. Kommt zum Geräusch des Ansatzrohres noch ein Stimmklang hinzu, spricht man von stimmhaften Konsonanten, etwa »b«, »d«, »g«.

Bei den nasalen Konsonanten wird das Gaumensegel gesenkt, der Mundraum für kurze Zeit blockiert und der Luftstrom wird durch die Nase geführt («m«, »n« oder »ng«). Der Übergang von Konsonanten zu Vokalen ist fließend, so werden »w«, »j«, »l«, »r«, »m« und »n« als Halbvokale bezeichnet, da sie akustisch durch einen vokalähnlichen Klangcharakter gekennzeichnet sind.

Vokale

Der Übergang von den Konsonanten zu den Vokalen ist fließend, wobei es im Prinzip unendlich viele Vokale gibt mit nicht genau definierten und auch nicht definierbaren Grenzen. Jede Sprache hat ihre eigenen Vokale. Als Orientierungspunkt wurden daher die fünf *Kardinalvokale* »a«, »e«, »i«, »o«, »u«) gewählt.

In Abb. 21 sind auf der linken Seite typische Mundstellungen für die einzelnen Vokale skizziert – vergleichen Sie, indem Sie Ihre eigenen Mund- und Zungenbewegungen bei deutlicher Artikulation der Vokale be-

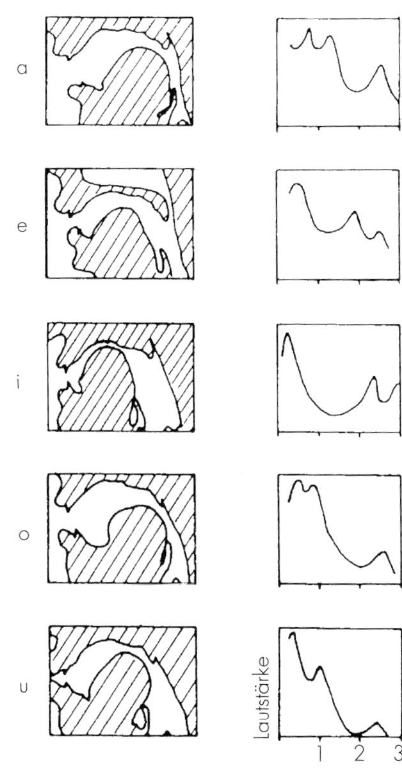

Abb. 21. Mundstellung bei der Artikulation der Vokale und dazugehörige Frequenzspektren.

obachten. Man sieht, wie wichtig die Zunge ist, da durch deren Bewegung jeweils unterschiedliche Teile des Mundraumes erweitert bzw. verengt werden.

In der rechten Spalte von Abb. 21 ist die Auswirkung der unterschiedlichen Formen des Resonanzkörpers Mund- und Rachenraum auf die ersten zwei Formanten gezeigt (die Grundschwingung, die die Tonhöhe bestimmt und deren Oberschwingungen sind nicht eingezeichnet, die Linie gibt lediglich die »Einhüllende«, den groben Verlauf des Frequenzspektrums wieder; ein exaktes Frequenzspektrum ist in Abb. 73 im Anhang darge-

stellt). Die Spitzen der Kurven entsprechen den Forman-
ten: Die Position der höchsten Stelle gibt die Lage des
Formanten an, die Höhe dessen Intensität.

In erster Näherung kann gesagt werden, daß der
erste Formant mit der Öffnungsweite des Mundraums,
das ist mit der vertikalen Stellung der Zunge, zusammen-
hängt: Befindet sich die Zunge in einer hohen Stellung
(wie beim »i«), ergibt dies niedere Frequenzen für den er-
sten Formant, beim »a« (Zunge in tiefer Lage) hat der
erste Formant hohe Frequenzwerte. Die horizontale Stel-
lung der Zunge beeinflußt primär den zweiten Formant,
beim »i« (Zunge vorne) liegt dieser bei hohen Frquenz-
werten, beim »o« (Zunge vorne) bei niederen.

Die Skala der Intensität ist in einem logarithmi-
schen Maßstab angegeben, so daß sich zwischen den
Stärken des ersten zu den weiteren Formanten zum Teil
ein großer Abfall ergibt, wie z. B. beim Vokal »i«. Beim
»a« hingegen liegen die ersten zwei Formanten frequenz-
und intensitätsmäßig nahe beisammen (s. Anhang).

Zur Charakterisierung und Erkennung eines Vo-
kals genügen die ersten zwei Formanten (in Abb. 22 ist
dies in Form einer sogenannten *Formantkarte* darge-
stellt). Auf der waagerechten Achse ist die Frequenz des
ersten, auf der senkrechten Achse die Frequenz des zwei-
ten Formanten aufgetragen. Die ovalen Bereiche geben
an, welche Frequenzen erster bzw. zweiter Formant be-
sitzen müssen, damit der Stimmklang als spezieller Vokal
erkannt wird: Liegt der erste Formant etwa zwischen
600 und 800 Hertz, der zweite zwischen 1000 und etwa
1400 Hertz, so hören wir ein »a«. Liegt bereits ein For-
mant außerhalb dieser Bereiche, ergibt sich vorerst ein
nicht exakt zuzuordnender Laut, wandern beide For-
manten zu niederen Frequenzen, so erklingt allmählich
ein »o«.

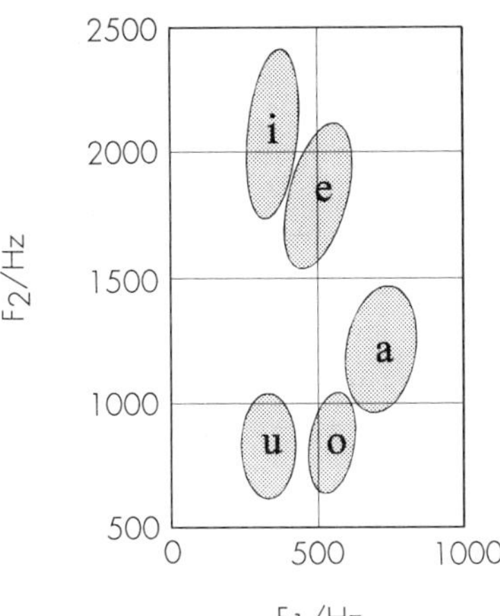

Abb. 22. Formantkarte.

In Tabelle 1 sind mittlere Frequenzen der ersten drei Formanten angegeben und zwar getrennt für Männer-, Frauen- und Kinderstimmen. Es ist erstaunlich, daß der Unterschied in den Frequenzen zwischen Männern und Frauen nur weniger als 20 % beträgt, obwohl der Unterschied zwischen der durchschnittlichen Tonhöhe von männlichen und weiblichen Stimmen etwa eine Oktave (ein Faktor zwei, also 100 %) beträgt. Der Grund liegt darin, daß die *Lage der Formanten* durch die *Längenabmessungen des Vokaltrakts,* d. h. des Halses und des Kopfes, bestimmt sind, und sich hier keine großen Unterschiede ergeben. Deshalb sind auch die Formanten der Kinderstimmen deutlicher von den Frauenstimmen verschieden als diese von den Männerstimmen. Die *Tonhöhe* jedoch ergibt sich aus der *Masse, Länge und Spannung der Stimmlippen:* Diese ist bei Männern deutlich anders als bei Frauen und Kindern.

Tabelle 1. Durchschnittswerte der ersten drei Formanten der Grundvokale für Männer- (M), Frauen- (F) und Kinderstimmen (K). (Nach T. D. Rossing)

Formant-frequenz (Hz)		a	e	i	o	u
F_1	M	730	530	270	570	300
	F	850	610	310	590	370
	K	1030	690	370	680	430
F_2	M	1090	1840	2290	840	870
	F	1220	2330	2790	920	950
	K	1370	2610	3200	1060	1170
F_3	M	2440	2480	3010	2410	2240
	F	2810	2990	3310	2710	2670
	K	3170	3570	3730	3180	3260

Timbre

Jede Stimme hat noch ihre besondere Eigenheit, ihr »Timbre«, etwas, das uns befähigt, eine Stimme einer bestimmten Person zuzuordnen bzw. eine wohlbekannte Stimme aus einem Stimmengewirr herauszuhören. Diese Eigenheit setzt sich aus der mittleren Tonhöhe und der spezifischen Spektralverteilung (charakteristisches Frequenzspektrum) zusammen. Sie ergibt sich damit aus anatomischen Gegebenheiten (etwa der Länge des Vokaltrakts oder einzelner Teile davon; Größe und Masse der Stimmlippen) und angeborenen bzw. angelernten Charakteristika des Steuerungssystems.

Die mittlere Tonhöhe einer Stimme ist leicht meßbar; wie sich aus dem Frequenzspektrum ein Timbre bestimmen läßt, ist allerdings weit weniger geklärt. Sehr wahrscheinlich hängt das Timbre mit dem Mittelwert über die spektrale Verteilung der einzelnen Sprachlaute zusammen. Allerdings ist es noch nicht gelungen, ein physikalisches und objektives Maß für das Timbre zu finden. Es ist interessant, daß man eine Stimme erkennen kann (einem Sprecher zuordnen kann), wenn ein gesprochener Text rückwärts von einem Tonband abgespult wird (der Text ist natürlich völlig unverständlich). Jedoch wird das Timbre undeutlich, wenn man die Abspielgeschwindigkeit um mehr als 10 % erhöht oder vermindert, der Text ist dabei immer noch zu verstehen.

Man kann noch weitere Feinheiten einer Stimme aufspüren:

- Ein Kleinkind kann ohne Worte bereits für alle verständlich Lust oder Unlust ausdrücken. Wie ist dies meßbar?
- Man kann seiner Stimme einen erotischen Klang verleihen: Einen Teil des Erotischen kann man daran charakterisieren, daß ansonst nicht nasale Laute verstärkt durch die Nase gesprochen werden und der Stimme ein behauchter Klang gegeben wird. Aber dies kann doch wohl nicht der gesamte Reiz einer erotischen Stimme sein!

Je weiter man dabei zu den Feinheiten der Stimme vordringt, desto stärker ist die Kopplung zwischen den einzelnen Elementen und desto wichtiger wird die Steuerung dieser Komponenten.

Stimmkontrolle – das Gehirn als Koordinator

Das Ganze ist mehr als die Summe seiner Teile

Beim Sprechen sind insgesamt etwa 100 Muskeln beteiligt. Da deren Bewegungen zum Teil sehr schnell erfolgen und da außerdem eine äußerst genaue Koordination notwendig ist, ist völlig klar, daß die Aktivierung der einzelnen Muskeln nicht bewußt, sondern automatisch erfolgen muß. Es genügt aber nicht nur, die Muskeln anzuregen, sondern der Grad der Anregung muß zusätzlich kontrolliert werden, um durch *Rückkopplung* eventuelle Fehleinstellungen zu berichtigen und um eine richtige Einstellung zu stabilisieren. Diese anregenden bzw. kontrollierenden Mechanismen können auf verschiedenen Ebenen des Zentralnervensystems verlaufen:

- Die Steuer- und Koordinationsmechanismen laufen einerseits auf Rückenmark- und Hirnstammebene reflexartig und unbewußt ab.
- Andererseits laufen sie unter bewußter Kontrolle ab, sobald diese Empfindungen die Großhirnrinde erreichen. Dies betrifft vor allem die Kontrolle der eigenen Stimme durch das Gehör.

Kontrollmechanismen

Die Wichtigkeit des *Gehörsinns* erkennt man daran, daß bei gehörlos geborenen Menschen ohne fremde Mithilfe keine Sprachentwicklung erfolgt! Selbst bei Personen, die erst im Alter ertauben, macht sich diese Beeinträchtigung auch beim Sprechen bemerkbar. Ohne die ständige Kontrolle des Gehörs wird die Stimme instabil, d. h. es ist nicht mehr genau möglich, vorgestellte Töne zu treffen oder die Stimme konstant zu halten. Ebenso ändert sich die Artikulation, die Laute werden nicht mehr exakt ausgesprochen, die Sprache klingt »verwaschen«, die natürliche Sprachmelodie verflacht. Wird die eigene Stimme z. B. durch lauten Umgebungslärm gestört, so reagiert der innere Kontrollmechanismus damit, daß die Lautstärke unbewußt erhöht und auch die Tonhöhe angehoben wird. Dadurch wird auch die Verständlichkeit verbessert.

Die Kontrollfunktionen können auch folgendermaßen eingeteilt werden:

- Ein Startmechanismus, der aufgrund der Entscheidung im Gehirn, daß ein bestimmter Laut gesprochen werden soll, die entsprechenden Muskeln des Brustkorbs, des Kehlkopfes und der Mundhöhle aktiviert (in den entsprechenden Feineinstellungen).
- Ein Rückkopplungsmechanismus ausgehend von Nervenmeldungen der verschiedenen Muskelfunktionen während des Sprechens.
- Die Rückkopplung aufgrund des Hörens des erzeugten Lautes.

Sämtliche Stufen bedingen eine hohe und intensive Aktivität des gesamten Zentralnervensystems. Daß Tiere keine komplexe Sprache entwickelt haben, hängt nicht nur mit den anatomischen Gegebenheiten der Sprechwerkzeuge zusammen, sondern auch mit der mangelnden Kapazität ihres Gehirns.

Das Gehirn gliedert sich in zwei anatomisch ähnlich aussehende Hälften, die zum Teil auch die Symmetrie des Körpers widerspiegeln: Die rechte Gehirnhälfte steuert z. B. den linken Arm, Informationen des rechten Auges werden zum größeren Teil in der linken Gehirnhälfte verarbeitet usw. Das Stimmorgan ist jedoch nur einfach vorhanden: Sind die entsprechenden steuernden Gehirnbereiche nun auch symmetrisch lokalisiert oder asymmetrisch nur in einer Hälfte?

Gehirnforschungen haben gezeigt, daß die beiden Gehirnhälften auf verschiedene Funktionen spezialisiert sind.

- Die *linke* Gehirnhälfte ist bei der Mehrheit der Menschen eher für logisches, analytisches Denken, für die zeitliche Abfolge von Bewegungen zuständig.
- Die *rechte* Seite dagegen arbeitet ganzheitlich. Sie nimmt räumliche (d. h. gleichzeitige) Informationen auf und ist für die Gefühlswelt des Menschen von größerer Bedeutung.

Es gibt Theorien, wonach die Fähigkeit der linken Gehirnhälfte, feine, schnelle Bewegungen besser koordinieren zu können, dazu geführt hat, daß die Steuerung des Stimmapparates hauptsächlich im linken Gehirnteil vor sich geht. Tatsache ist, daß die Feinmotorik von Lippen, Zunge, Gaumen und Kehlkopf von der linken Gehirnhälfte aus gesteuert wird, aber auch die zwei sogenannten Sprachzentren, die Bereiche von Broca und Wernicke, die im folgenden kurz beschrieben werden, sind hier lokalisiert (Abb. 23).

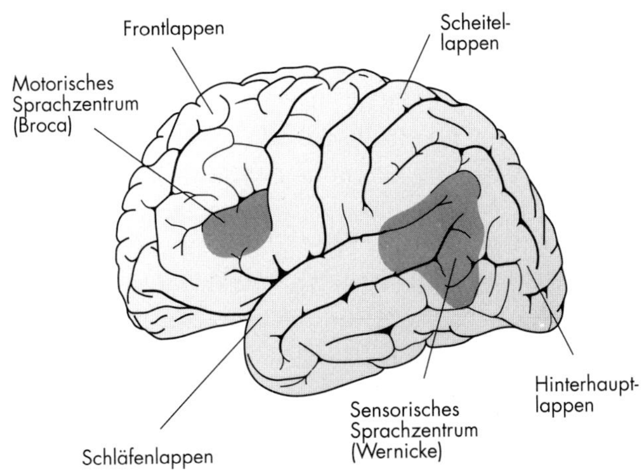

Abb. 23. Darstellung der linken Gehirnhälfte.

Sprache

Sprache spielt sich zum überwiegenden Teil in der linken Gehirnhälfte ab. Der französische Chirurg *Paul Broca* und der deutsche Neurologe *Karl Wernicke* fanden in der zweiten Hälfte des vorigen Jahrhunderts, daß zwei spezielle Bereiche der linken Gehirnhälfte äußerst wichtig für die Sprachgebung sind:

- Ist der sogenannte *Broca-Bereich,* der im Frontlappen des Gehirns unter den Steuerbereichen für Mund- und Kehlkopfmuskeln liegt, beschädigt, so kann der Patient nur langsam Worte und Silben sprechen und dies nur in schlechter Artikulation.
- Verletzungen des *Wernicke-Areals* im linken Seitenlappen erlauben wohl eine, oft sogar überschießende Sprachproduktion, allerdings ohne Inhalt und damit für den Zuhörer weitgehend unverständlich. Gestört ist hier vor allem das

Sprachverständnis, d. h. die Sprache klingt für den Betroffenen wie eine Fremdsprache.

Im Broca-Bereich liegt also ein Zentrum der Erzeugung von Sprachlauten, im Wernicke-Areal ist das Sprachverständnis lokalisiert.

Die Fähigkeit, Sprache zu bilden, liegt in der linken Gehirnhälfte, die normale gesprochene Sprache ist jedoch ein Zusammenspiel beider Hälften. Die rechte Hälfte liefert die Gefühlsanteile der Sprache wie Ausdruck, Melodie. Eine nur von der linken Hälfte erzeugte Sprache besteht aus einer, wie von einem Computer erzeugten, sinnvollen, aber monotonen Aneinanderreihung von Worten. Ebenso besteht beim Singen eine enge Koordination beider Hälften.

Zusammenfassung

Welche Mechanismen werden teils bewußt, teils unbewußt in Gang gesetzt, um etwa den Vokal »e« in mittlerer Lautstärke und in einer gewünschten Tonhöhe zu produzieren (Abb. 24)?

Ist der Entschluß gefaßt, den Vokal »e« mit den genannten Bedingungen zu sprechen, werden über Nerven die entsprechenden Muskeln in den verschiedenen Körperteilen aktiviert: Mit den Brustmuskeln und dem Zwerchfell wird der Ausatemstrom durch die Luftröhre in Richtung Kehlkopf geführt. Die Vorgabe für die Stärke des Druckes ergibt sich aus der gewünschten Lautstärke.

Bevor der Luftstrom zum Kehlkopf gelangt, ist dieser bereits von der Atmungs- zur Sprechphase übergegangen. Im besonderen sind die Stimmlippen in geschlos-

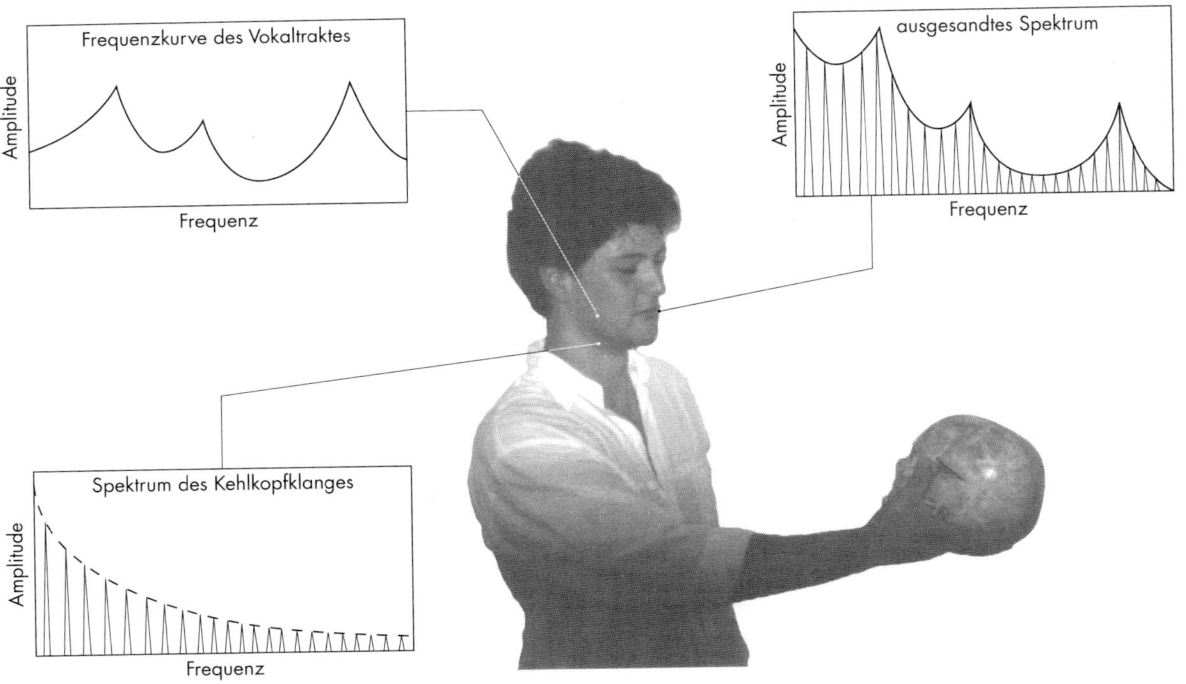

Abb. 24. Lineares Modell der Stimmgebung.

sene Stellung versetzt worden, so daß sich der Luftstrom davor staut. Der Staudruck bewirkt eine Öffnung der Stimmlippen, und die strömende Luft erzeugt ein Schwingen der Stimmlippen. Bereits vorher sind durch unbewußte, muskuläre Bewegungen, besonders der Stellknorpel, die Stimmlippen in einen bestimmten Spannungszustand versetzt worden, der der gewünschten Tonhöhe entspricht. Das Resultat ist ein Klang mit definierter Tonhöhe und vielen Obertönen.

Auch Mund- und Rachenraum sind bereits in die Stellung gebracht worden, die dem Vokal »e« entspricht. Physikalisch gesprochen werden dadurch einige, bestimmte Frequenzbereiche verstärkt, das ursprüngliche Frequenzspektrum wird verändert. Diese Resonanzwirkung des Vokaltrakts vervollständigt damit die Erzeugung des Lautes, indem dieser zusätzlich die charakteristische Information erhält, die letztlich die Basis sämtlicher Lautsprachen bildet.

3 Die Entwicklung der Stimme

Der Ton macht die Person.

Der Stimmwechsel (Mutation) beim Knaben, im Volksmund auch als »Stimmbruch« bezeichnet, ist sicher das auffälligste Ereignis in der Entwicklung der Stimme. Weniger auffallend und bekannt ist, daß auch Mädchen in der Pubertät eine Mutation erleben und daß auch im Alter eine weitere Stimmänderung erfolgt, die besonders bei Frauen beträchtlich sein kann. Deshalb ist es sinnvoll, von drei Entwicklungsstufen der Stimme zu sprechen, der Kinderstimme, der Erwachsenen- und der Altersstimme.

Die Kinderstimme

Bei der Geburt eines Kindes sind die für die Kommunikation benötigten Organe – Lippen, Kiefer, Gaumen, Wangen, Zunge, Nase, Rachen und Kehlkopf – bereits ausgebildet. Da sie aber zunächst für die lebensnotwendigen Tätigkeiten des Neugeborenen – atmen, saugen, schlucken, schreien, Abwehr von Fremdkörpern – funktionstüchtig sein müssen, unterscheiden sich diese Organe sowohl in der Form als auch in der Funktion in wesentlichen Teilen vom Zustand beim Erwachsenen. So liegt der Kehlkopf beim Neugeborenen

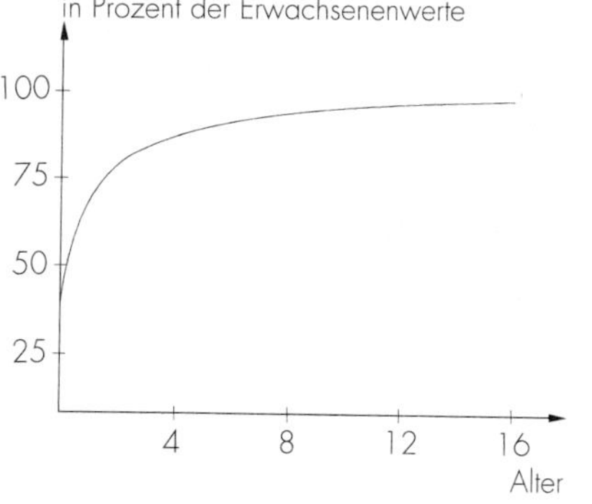

Abb. 25. Reifungskurve des Gehirns.

viel höher (s. Kap. 4, Abb. 27): Dies erlaubt dem Kind, gleichzeitig schlucken und atmen zu können. Durch diese höhere Lage des Kehlkopfes ist das Ansatzrohr viel kleiner und die Resonanzverhältnisse sind noch unausgereift.

Auch das Zentralnervensystem ist zum Zeitpunkt der Geburt noch nicht voll entwickelt. Das Neugeborenengehirn unterscheidet sich noch wesentlich vom Erwachsenengehirn und verändert sich in den ersten Lebensjahren gravierend bis es den Zustand des Erwachsenengehirnes erreicht – die sogenannte *Reifung* (Abb. 25).

Hirnreifung

Auf hirnorganischer Ebene zeigt sich diese Reifung durch die Gewichtszunahme des Gehirns, die Ausbildung von Nervenzellenverbindungen sowie chemische und elektrophysiologische Veränderungen im Gehirn. Das Neugeborene kommt mit etwa 30 % der Reifungswerte eines Erwachsenen auf die Welt, am Ende des 1. Lebensjahres hat es bereits etwa 60 % des endgültigen Wertes erreicht. Die Reifungskurve verflacht dann und erreicht etwa in der Pubertät den Zustand beim Erwachsenen. So beträgt z. B. die Gewichtszunahme des Gehirns in den ersten zwei Lebensjahren 350 %, in den nächsten 10 Jahren jedoch nur noch 35 %. Diese Kurve der Hirnreifung ist für den Menschen spezifisch und verläuft z. B. bei den Primaten anders. Es gibt Hinweise, daß gerade diese artspezifische Reifungskurve des Gehirns mit der Sprachfähigkeit des Menschen zusammenhängt.

Dominanzbildung

Die Gehirnreifung verläuft parallel mit einer zweiten Eigentümlichkeit des menschlichen Gehirns, der sogenannten *Dominanzbildung.* Nur beim Menschen bildet sich im Kindesalter eine *Spezialisierung* der beiden Hirnhälften heraus. In der linken Gehirnhälfte kommt es (bei 96 % aller Menschen) zur Ausbildung der Sprachzentren, wodurch diese Hirnhälfte für sprachliche Funktionen bestimmend wird. Die rechte Gehirnhälfte dagegen spezialisiert sich auf musikalische und räumlich-konstruktive Aufgaben. Parallel kommt es zur Bevorzugung einer Körperhälfte, bekannt vor allem durch die *Händigkeit,* die in dieser ausgeprägten Form auch nur beim Menschen vorkommt.

Sprachentwicklung

Dem Neugeborenen stehen bereits eine Vielzahl von Sinnesfunktionen zur Verfügung, vor allem Tast-, Seh-, Geschmack-, Geruch-, aber auch der Hörsinn sind bereits erstaunlich ausgereift. Neugeborene können im begrenzten Umfang einfache und kontrastreiche Muster der elterlichen Sprachmelodie und Sprechweise wahrnehmen und voneinander unterscheiden: Neugeborene lassen sich durch die menschliche Stimme rascher beruhigen als durch andere akustische Reize.

Obwohl die Entwicklung der Sprachfähigkeit des Menschen weitgehend im Dunkeln liegt, gibt es einige Theorien dazu. Eine besagt, daß sich die Sprache vor allem aus der Kommunikation zwischen Mutter und Kind entwickelt hat. Nach dieser Theorie ist die Rechtshändigkeit der Sprache vorausgegangen: Die Hominiden mußten ihre Kinder aufgrund der fehlenden Behaarung im Arm tragen; instinktiv legten sie das Kind in den linken Arm, so daß das Neugeborene den noch von seinem Aufenthalt im Mutterleib gewohnten Herzschlag wahrnehmen konnte und beruhigt wurde. Damit wurde der rechte Arm frei für feine motorische Tätigkeiten, und die Menschheit wurde rechtshändig. Die linke Hirnhälfte (sie steuert die rechte Körperhälfte) war damit für feine motorische Bewegungen und in weiterer Folge für die feine Steuerung der Sprechwerkzeuge zuständig geworden. Bis auf den heutigen Tag sind Frauen im Durchschnitt den Männern sprachlich überlegen. Das Wort »Muttersprache« hätte damit in einem unerwarteten Sinn recht.

Das Neugeborene ist also schon im ersten Monat vorbereitet, die menschliche Sprache differenziert wahrzunehmen. Es kann nicht nur die meisten Sprachlaute erkennen, sondern die Laute nach Tonhöhe, Melodie, Dauer und Rhythmus unterscheiden. Es besitzt eine Vorliebe für Töne gegenüber Geräuschen, ist besonders empfänglich für den Frequenzbereich der menschlichen Stimme, erkennt die Mutter an der Stimme und erfaßt auch die emotionalen Ausdrucksformen der Sprache.

Wie in der Tierwelt sind die ersten Äußerungen des Säuglings ein *reflektorisches Schreien*. In dem Moment, in dem das Kleinkind durch das Abnabeln vom Stoffwechsel der Mutter getrennt wird, löst der Sauerstoffbedarf über das Atemzentrum die erste Einatmung aus, worauf dann beim Ausatmen der *Geburtsschrei* ertönt. Die folgenden Atemzüge führen zur Entfaltung der Lungenbläschen und zur Abgabe der gestauten Blut- und Lymphflüssigkeit.

Der Schrei des Neugeborenen hat zu zahlreichen Interpretationen über seine Bedeutung geführt. Im Altertum faßte man ihn als Schrei der Freude am Dasein auf; im Mittelalter meinte man, es handle sich um einen Schrei des Protestes, da das Leiden des Lebens beginnt. Man wollte sogar heraushören, daß die Knaben mehr »o-a«, die Mädchen mehr »o-e« schreien und hat dafür sogar einen lateinischen Ausdruck strapaziert: Im Falle eines Buben »O Adam cur peccavisti« (O Adam, warum hast du gesündigt) und bei einem Mädchen »O Eva cur peccavisti«. Von einigen psychotherapeutischen Richtungen wird der erste Schrei des Kindes – der sogenannte *Urschrei* – auch als Protest gedeutet und von dieser psychotherapeutischen Seite als eigene »Urschreitherapie« zur Befreiung von den Zwängen des Lebens eingesetzt.

Dieser reflektorische Geburtsschrei läuft bei allen Kindern auf der ganzen Welt gleich ab; auch die Tonhöhe beträgt immer etwa 400–450 Hertz. Es ist ein eigenartiger Zufall, daß die Frequenz von 440 Hz in weiten Teilen der Welt als »Kammerton«, als Standardton für das Stimmen von Musikinstrumenten, gebraucht wird. Der Grund für die Gleichförmigkeit im Ablauf und der Art des Neugeborenenschreies liegt darin, daß sich alle reifen neugeborenen Kinder nur unwesentlich in ihrer Größe und dem Reifungszustand des zentralen Nervensystems unterscheiden.

Schreiperiode

Der Neugeborenenschrei wird in den ersten Wochen nach der Geburt im wesentlichen beibehalten und tritt vorwiegend als Reaktion auf unlustbetonte Empfindungen auf. Das Kind ist in der sogenannten *Schreiperiode*. Das Neugeborene schreit, wenn es naß oder hungrig ist, Schmerzen hat oder wenn die Außentemperatur seinen Bedürfnissen nicht angepaßt ist. Der Schrei hat damit Aufforderungscharakter, das vorhandene Übel zu beseitigen. Dem Neugeborenen ist es bereits mit diesen ersten Lautäußerungen möglich, eine Kommunikation mit seiner Bezugsperson herzustellen.

Erkrankungen des Säuglings können zu Auffälligkeiten und Abweichungen gegenüber dem normalen Säuglingsschrei führen: Es treten Unterschiede im zeitlichen Verlauf, in der spektralen Zusammensetzung und vor allem in der Tonhöhe der Schreie auf. Seit langem ist bekannt, daß besonders schrille Säuglingsschreie auf Gehirnerkrankungen, Stoffwechselstörungen oder genetische Erkrankungen hinweisen können. Bei Erwachsenen besteht eine – offenbar angeborene – unbewußte »Vorstellung«, wie ein normaler Säuglingsschrei zu klingen hat. Schrille Säuglingsschreie mit abnormal hoher Stimmlage werden als unangenehm empfunden und rufen Aversionen hervor. Spektralanalysen von Säuglingsschreien werden sogar in der medizinischen Überwachung auf Neugeborenenstationen eingesetzt, um so frühzeitig Komplikationen von Seiten des zentralen Nervensystems zu erkennen.

Der modulierte Schrei

Von Woche zu Woche differenzieren sich die anfänglich einförmigen Schreie und erreichen in ihrer kommunikativen Bedeutung schnell vorsprachliche Stufen. Ab der 4. bis 5. Lebenswoche tritt der sogenannte *modulierte Schrei* auf, d. h. das Neugeborene kann durch Variation von Tonhöhe, Lautstärke, Stimmeinsatz, Tonhöhen- und Lautstärkenverlauf des Schreiens seinen Gefühlen und Wünschen Ausdruck verleihen. Vor allem die Stimmeinsätze variieren:

- Als harte Stimmeinsätze zeigen sie Unzufriedenheit und unlustbetonte Gefühle an;
- als weiche Stimmeinsätze Zufriedenheit und Wohlbehagen.

Während die Lautäußerungen mit harten Stimmeinsätzen als echtes Schreien erhalten bleiben, entwickeln sich jene mit weichen Stimmeinsätzen über eine Art von »singenden« Schreilauten zum Lallen. Vor allem die Mutter kann diese feinen stimmlichen Nuancen sehr gut unterscheiden, womit bereits eine sehr differenzierte Kommunikation zwischen Mutter und Kleinkind möglich ist.

Vom Lallen bis zu den ersten Wörtern

Die Entwicklung der Säuglingsstimme läuft parallel mit dem Größenwachstum des Kehlkopfes unter gleichzeitiger Reifung des Zentralnervensystems bei zunehmender Funktionsfähigkeit des Gehörs. Während der ersten beiden Lebensjahre differenzieren sich die stimmlichen Leistungen, das Lallen geht über in ein Bilden von Wörtern als Mittel der sprachlichen Kommunikation.

Auch auf diese vorsprachlichen Stufen, die vorwiegend durch die Entwicklung der Stimme geprägt werden, übt die sprechende Umwelt einen starken Einfluß aus, weil das Kind Melodie, Rhythmus und Betonung der Sprache früher nachahmen kann als die richtige Artikulation. Bereits in der 3. bis 4. Lebenswoche werden auffallend melodische Schreie und später in der *Lallperiode* gesangsähnliche und ausgeprägt rhythmisierende Silben beobachtet. Da Kinder bereits am Ende des 1. Lebensjahres auch eine krankhafte Stimme unbewußt nachahmen, wird die Grundlage für eine gesunde und leistungsfähige Stimme schon in der frühen Kindheit gelegt.

Eine wichtige Vorbedingung für die Entwicklung der Stimme und der Sprache sind intensive körperliche Kontakte mit der Mutter. Kinder ohne solche intensiven Frühkontakte zeigen noch nach mehreren Jahren ein deutlich anderes Sprachverhalten. Die frühe Eltern-Kind-Beziehung ist eine Kette von fein aufeinander abgestimmten Reaktionen mit sehr reichen nichtverbalen Kommunikationsweisen auf beiden Seiten. Bei den Eltern sind genetisch verankerte Verhaltensweisen zur Pflege und Beschäftigung mit ihren Säuglingen vorhanden. Die Bezugspersonen ändern ihr gesamtes Verhalten, wenn sie sich dem Säugling zuwenden. Dies geschieht im Verhalten, in der Mimik, Gestik, Körperhaltung und vor allem in der Stimme und Sprechweise, der sogenannten »Ammensprache« oder »Babysprache«.

Babysprache

Bis Anfang der 70er Jahre herrschte die Ansicht, diese Babysprache, in der Erwachsene zu kleinen Kindern sprechen, sei eine einfache, primitive, verformte, verniedlichte Erwachsenensprache ohne Regeln und eigentlich schädlich für die kindliche Entwicklung. Seitdem wurde diese *Ammensprache,* das sogenannte »Mutterische«, näher unter die Lupe genommen, und dabei kam Unerwartetes zum Vorschein: Nicht nur die Mütter, alle Erwachsenen sprechen mit Kinder anders als untereinander, und sie tun das überall auf der Welt. Die Ammensprache ist gekennzeichnet durch eine übertriebene Sprachmelodie, überdeutliche Betonung der markanten Redeteile, eine höhere Stimmlage, ein langsames Sprechtempo, einfache Satzstrukturen und häufige Wiederholungen. Die Verwendung von Verkleinerungsformen und »Babywörtern«, wie »Apfi«, »Wauwau«, etc. ist zwar häufig, aber nicht das Charakteristische und wahrscheinlich das Entbehrlichste an der Ammensprache. Das Mutterische ist somit keineswegs falsch, es ist einfacher, aber durchwegs grammatikalisch richtig. Die Erwachsenen begeben sich nur auf das Verständnisniveau des Kindes und versetzen das Kind damit in die Lage, aus den komplizierten grammatikalischen Strukturen der Sprache Grundmuster zu erkennen.

Stimmliche Vorbilder

Die Leistungsfähigkeit der Stimme hängt vom genauen Zusammenspiel und der perfekten Koordination der einzelnen Teile des Stimm- und Sprechapparates ab. Diese Fähigkeit ist nur zum Teil bei der Geburt angelegt und wird in der Kindheit unter dem Einfluß der stimmlichen Vorbilder eingeübt. Dies gelingt um so sicherer, je besser diese stimmlichen Vorbilder sind und je intensiver dieses kindliche »Stimmtraining« abläuft. Allgemein ist dabei jede Art der stimmlichen Betätigung günstig, besonders das Singen, solange es jedoch nicht zu einer Überbelastung der Stimme kommt.

Vor allem die unlustbetonten Schreie mit harten Stimmeinsätzen und oft auch gepreßter Stimmgebung können zur Heiserkeit (Verschreien) führen. Dies sollte daher möglichst vermieden werden. Für die Ausbildung der Stimme günstig sind dagegen die, bald auf die Schreiperiode folgenden, lustbetonten Lallmonologe, die durch weiche Stimmeinsätze und deutliche melodische, dynamische und zeitliche Gliederung gekennzeichnet sind. Sobald die Kinder beginnen Umweltlaute nachzuahmen, werden gute sprachliche Vorbilder besonders wichtig.

Stimmbelastung in Kindergarten und Schule

Mit Fortschreiten der Entwicklung und dem Größenwachstum des Kindes erweitert sich die Modulationsfähigkeit und das Leistungsvermögen der Stimme. Vor allem im Kindergarten und in der Schule nehmen die stimmlichen Anforderungen stark zu. Prinzipiell eignen sich das Singen und alle anderen Sprechübungen gut zur Ausbildung der Kinderstimme. Das im Kindergarten und der Schule häufig praktizierte Chorsingen ist jedoch eine nicht zu unterschätzende Gefahr für die Stimme, da die Selbstkontrolle durch das Gehör weitgehend ausgeschaltet ist, und die Kinder dazu neigen, sich selbst zu überschreien. Gefährlich ist auch eine Überforderung der Stimme in der Höhe. Kinderstimmen soll man nicht bis zum maximalen Umfang, sondern nur etwa bis 2–4 Halbtöne unter der oberen Stimmumfanggrenze singen lassen.

Eine erhebliche Stimmbelastung stellt das Sprechen in lärmbelasteter Umgebung dar. Die oft beträchtliche Lärmentwicklung in Schule und Kindergarten, besonders beim Sport, kann damit die Entwicklung einer Stimmstörungen verursachen. Betroffen sind davon nicht nur die Kinder sondern auch die Lehrer.

Der Stimmwechsel

In der Pubertät kommt es durch die Produktion von Geschlechtshormonen zur sexuellen Reifung und zur Ausbildung der sekundären Geschlechtsmerkmale. Zu ihnen gehört auch die Stimme, deren Entwicklung parallel mit der allgemeinen Geschlechtsentwicklung verläuft.

Wachstum des Kehlkopfs

Beim Knaben führt die Produktion des männlichen Geschlechtshormons (Testosteron) auch zu einem starken *Wachstum des Kehlkopfes* (Abb. 26). Besonders stark wächst der Schildknorpel, wodurch sich der Winkel zwischen den beiden Schildknorpelplatten von ungefähr 120° beim Kind auf ungefähr 90° beim Mann verschmälert. Der Schildknorpel wächst dadurch stark nach vorne und wird außen am Hals als sogenannter Adamsapfel sicht- und tastbar. Dadurch verlängern sich auch die Stimmlippen um etwa 1 cm. Ebenso nehmen sie an Masse zu, da das Testosteron auch eine Zunahme der Muskelmasse bewirkt. Da längere und dickere Stimmlippen eine niedrigere Eigenfrequenz als die kindlichen, kurzen und massearmen Stimmlippen aufweisen, sinkt dadurch die Stimmlage um etwa eine Oktave ab. Auch bei Mädchen kommt es zu einer geringen Längenzunahme der Stimmlippen; diese beträgt jedoch nur 2–3 mm, und die Stimme sinkt nur um etwa eine Terz oder Quart ab.

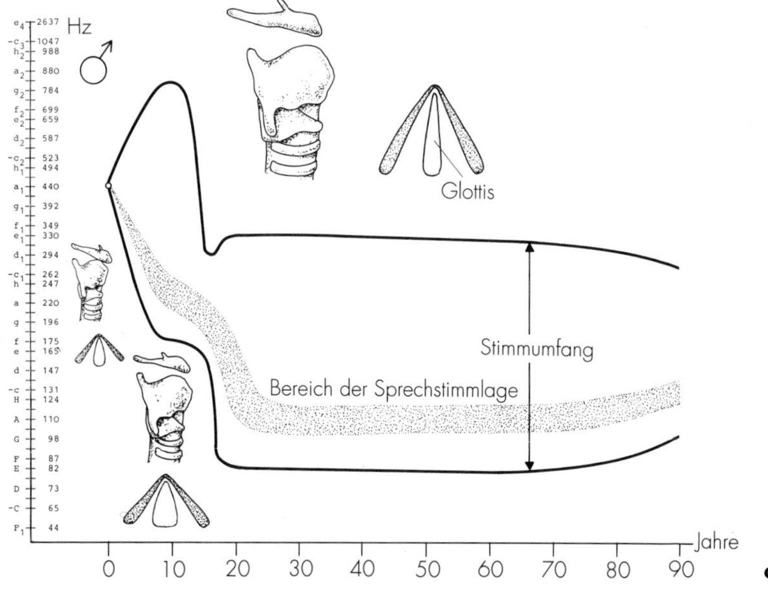

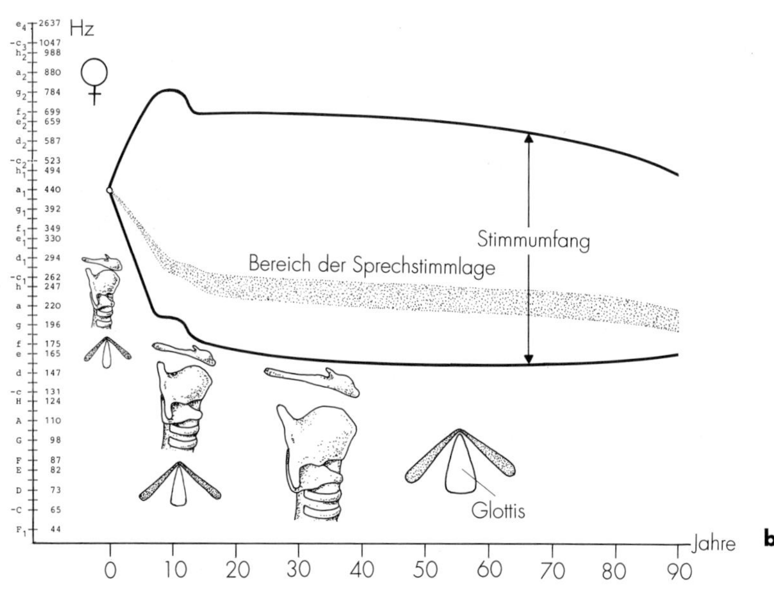

Hz
♂
Glottis
Stimmumfang
Bereich der Sprechstimmlage
Jahre
a

Hz
♀
Stimmumfang
Bereich der Sprechstimmlage
Glottis
Jahre
b

62

Während für Knaben das Mutationsalter früher mit etwa 14 Jahren angegeben wurde, ist heute der Mutationsbeginn oft bereits um das 9. bis 12. Lebensjahr festzustellen (Abb. 26). Es ist also in den letzten Jahrzehnten zu einer deutlichen Beschleunigung der Pubertätsentwicklung gekommen. Die Ursachen für diese Vorverlegung der Entwicklung sind nicht ganz klar, es werden jedoch äußere Einflüsse, wie ein geänderter Lebens- und Erziehungsstil, dafür verantwortlich gemacht, da unter Internatsbedingungen – wie z. B. bei Sängerknaben – der Eintritt der Mutation hinausgezögert werden kann.

Vom Ablauf her unterscheidet man eine Prä-(Vor-)mutation (ca. 9. bis 12. Lebensjahr), eine eigentliche Mutation (ca. 12. bis 16. Lebensjahr) und eine Post-(Nach-) mutationsphase (ca. 16. bis 18. Lebensjahr). In der eigentlichen Mutationsphase kommt es beim Knaben zu einem raschen Absinken der Stimmlage (Abb. 26a), und es treten die bekannten Erscheinungen des *Stimmwechsels* auf: Die Stimme wird rauh, heiser, brüchig, instabil und ist in der Leistungsfähigkeit eingeschränkt. Besonders typisch ist der sogenannte »Stimmbruch«; dabei kippt die Stimme zwischen der bereits männlichen, tiefen Stimmlage und der hohen Kinderstimme unkontrolliert hin und her.

Während des Stimmwechsels befindet sich der gesamte Kehlkopf in einem tiefgreifenden Umbau und damit in einem leistungsmäßig labilen Zustand mit eingeschränkter Belastbarkeit. Durch das Längenwachstum der Stimmlippen und die Zunahme der Muskelmasse im

◄ **Abb. 26 a, b.** Stimmentwicklung und Kehlkopfwachstum im Laufe des Lebens **a** bei einem Mann, **b** bei einer Frau.

Kehlkopf stimmen die zentralnervösen Steuerimpulse und Bewegungsmuster, die auf den kindlichen Kehlkopf abgestimmt waren, nicht mehr mit dem vorhandenen Zustand überein. In einem Anpassungs- und Lernprozeß muß sich nun der gesamte Steuerapparat des Stimmsystems im Gehirn auf die neuen Gegebenheiten einstellen. Dies nimmt einige Zeit in Anspruch und dauert beim Knaben durchschnittlich ein Jahr. Der Stimmwechsel setzt bei Mädchen um 1 bis 2 Jahre früher ein und verläuft wesentlich unauffälliger (Abb. 26b).

Ihre endgültige Ausprägung erhält die Stimme erst nach Abschluß der Postmutationsphase (beim Knaben im 18. Lebensjahr, beim Mädchen im 16. Lebensjahr). Erst danach bilden sich die *Stimmgattungen* (Sopran, Mezzosopran, Alt, Tenor, Bariton, Baß; s. Kap. 6) aus, und erst dann sollte mit einer professionellen Gesangsausbildung begonnen werden. Es ist eine allgemeine Erfahrung, daß Soprane unter den Knabenstimmen nach dem Stimmwechsel häufig zu Bässen, Altstimmen dagegen oft zu Tenören werden.

Mutationsstimmstörungen

Dauert der eigentliche Stimmwechsel länger als zwei Jahre und ist er nicht bis zum 16. Lebensjahr abgeschlossen, spricht man von einer *Mutationsstimmstörung*. Solche Störungen sind vor allem bei Knaben nicht selten; werden sie nicht rechtzeitig erkannt und behandelt, sind sie eine häufige Ursache für Stimmprobleme im weiteren Leben.

Eher selten ist das Ausbleiben des Stimmwechsels, die sogenannte *persistierende Knabenstimme*. Früher wurden Kastrationen an Knaben vor der Pubertät eigens zu dem Zweck vorgenommen, den Stimmwechsel zu ver-

hindern und damit die Kinderstimme zu erhalten (s. Kap.
7). Heute tritt eine persistierende Knabenstimme jedoch
nur noch bei Erkrankungen auf, bei denen aufgrund ei-
ner Störung die normale Hormonproduktion ausbleibt.
Die Stimme ist dabei natürlich nur ein Symptom der ins-
gesamt gestörten Geschlechtsentwicklung. Obwohl diese
Störungen relativ selten sind, muß bei jeder Mutations-
stimmstörung zuerst eine hormonelle Erkrankung ausge-
schlossen werden.

Wesentlich häufiger ist ein *unvollständiges Absin-
ken der Sprechstimmlage*, ohne daß sich ein organischer
Defekt nachweisen läßt; bei völlig ungestörter allgemei-
ner Geschlechtsentwicklung sinkt die Kinderstimme nur
um etwa eine halbe Oktave ab und bleibt somit nach Ab-
schluß des Stimmwechsels in einer Stimmlage zwischen
der normalen Männerstimme (100–150 Hz) und Frauen-
stimme (200–250 Hz). Diese etwas zu hohe Stimmlage
wird beim persönlichen Gespräch vom Gesprächspartner
meist nicht als abnorm wahrgenommen, da der optische
männliche Eindruck den akustischen überwiegt. Dies
fällt jedoch z. B. am Telefon weg und die Betroffenen
werden oft mit »Frau« angesprochen.

Ursache einer solchen *unvollständigen Mutation*
kann eine Stimmüberlastung während des Stimmwech-
sels sein (ein sogenanntes »Durchsingen«), ein gestörtes
Zusammenspiel der verschiedenen Kehlkopfmuskel oder
auch eine mangelhafte Hörkontrolle. Nach dem Ab-
schluß des hormonell ausgelösten Kehlkopfwachstums
muß die »neue Stimme« unter Hörkontrolle neu aufge-
baut und eingeübt werden. Ist diese Hörkontrolle in Fol-
ge von Schwerhörigkeit oder auch hochgradiger Unmusi-
kalität gestört, ist auch dieser Neuanpassungsprozeß
verzögert oder sogar unmöglich. Bei tauben oder auch
schwachsinnigen Jugendlichen verläuft die Mutation in
der Regel gestört.

Die auffälligste Mutationsstimmstörung ist die sogenannte *Mutationsfistelstimme.* Dabei wird trotz ungestörten Kehlkopfwachstums und ohne hormonelle Abweichung die Stimmlage noch höher als die der Kinderstimme. Die Ursache ist eine unbewußte starke Aktivierung der Stimmlippenspanner auf psychischer Grundlage. Psychische Faktoren spielen in der Stimmentwicklung gerade in der sensiblen Phase der Pubertät eine wesentliche Rolle. Besonders die Stimme ist für den heranwachsenden Knaben das Zeichen des »Mannwerdens« und ist dadurch bevorzugter Symptomträger einer Pubertätskrise. Oft halten daher Jugendliche mit starker Mutterbindung zäh an der Kinderstimme fest.

Stimmstörungen bei Mädchen

Alle genannten Mutationsstimmstörungen kommen prinzipiell auch bei Mädchen vor, sind dort allerdings wesentlich seltener und auch unauffälliger. Eine spezielle Störung stellt die sogenannte *»perverse Mutation«* des Mädchens dar. Dabei kommt es durch den Einfluß männlicher Geschlechtshormone zu einer *Stimmvermännlichung.* Es spielt dabei keine Rolle, ob die Vermehrung der männlichen Geschlechtshormone durch eine Erkrankung (z. B. hormonproduzierender Tumor) oder durch äußere Zufuhr von Hormonpräparaten entsteht. Besonders unangenehm an dieser Störung ist, daß eine einmal eingetretene Stimmvermännlichung nicht mehr rückgängig gemacht werden kann.

Die Sensibilität des weiblichen Kehlkopfes für männliche Geschlechtshormone bleibt auch über die Pubertät hinaus erhalten, d. h. auch bei der erwachsenen Frau kann die Zufuhr von männlichen Geschlechtshormonen eine nicht mehr rückgängig zu machende Stimmabsenkung bis auf männliches Niveau bewirken. Aufgrund dieser schwerwiegenden Nebenwirkung sollten männliche Geschlechtshormone bei Frauen nur in ganz speziellen Fällen und unter strenger Abwägung aller Umstände verabreicht werden. Ein besonders krasses Beispiel sind die als Dopingmittel verwendeten »Anabolika«, die muskelaufbauende und leistungssteigernde Wirkung haben, als Nebenwirkung aber zu starken Vermännlichungserscheinungen bei der Anwenderin führen.

Vorbeugung einer Stimmstörung

Die beste Vorbeugung gegen die Entstehung einer Mutationsstimmstörung ist ein richtiges Verhalten während des Stimmwechsels. Dazu gehört vor allem die Vermeidung von stimmlicher *Überforderung* durch die Beachtung der eingeschränkten Leistungsfähigkeit während der Mutation. Während man früher das Singen in der Zeit des Stimmwechsels prinzipiell ablehnte, ist man jetzt der Meinung, daß unter Berücksichtigung der individuellen Stimmleistung Singen mit eingeschränktem Stimmumfang möglich ist. Chorsingen ist aus den bereits erwähnten Gründen oft stimmbelastend, besonders wenn der relativ große Stimmumfang in der Prämutationsphase vom Chorleiter »ausgenützt« und die Einschränkung der Leistungsfähigkeit und Absenkung der Stimmlage nicht beachtet werden. Für die Entstehung von Mutationsstimmstörungen spielen gerade in diesem Lebensalter der Stimmißbrauch in lärmreicher Umgebung, in der Schule, Freizeit und beim Sport, eine wichtige Rolle.

Im mittleren Lebensalter, d. h. vom 20. bis etwa zum 50. Lebensjahr, erreicht die Stimme ihren größten Leistungsumfang. Der Stimmumfang beträgt normalerweise etwa zwei Oktaven, bei ausgebildeten Stimmen jedoch bis über drei Oktaven. Während die Pubertät für das männliche Geschlecht durch die stärkeren, hormonell bedingten Stimmveränderungen eine kritische und sensible Phase der Stimmentwicklung darstellt, sind im mittleren Lebensalter vor allem die Frauen von hormonellen Umstellungen betroffen.

Bei der Frau kommt es infolge der zyklischen Hormonschwankungen im Rahmen des *Menstruationszyklus* auch zu Auswirkungen auf die Stimme. Die weiblichen Geschlechtshormone wirken sich auf den Wasser- und Elektrolythaushalt des Gesamtkörpers aus und verändern daher die Gewebsspannung. Dies führt zu veränderten schwingungsmechanischen Eigenschaften im Bereich der Stimmlippen. Viele Frauen, insbesondere Sängerinnen, klagen über Stimmveränderungen und Stimmschwierigkeiten knapp vor oder in der Zeit der Regelblutung. Dies ist eine in der Gesangspädagogik altbekannte Tatsache: In früheren Zeiten wurden Sängerinnen in der Zeit der Menstruation von den Opernhäusern vom Auftritt befreit. Heute im Zeitalter der Engagementverpflichtungen ist dies nicht mehr möglich und üblich, und nicht selten haben Stimmschwierigkeit bei Sängerinnen ihre Ursache in diesen hormonellen Stimmschwankungen.

Eine große hormonelle Umstellung stellt auch eine *Schwangerschaft* dar. Diese hat jedoch in den allermeisten Fällen – zumindest in der Frühschwangerschaft – keine negativen Auswirkungen auf die Stimme, ganz im Gegenteil, häufig berichten Sängerinnen darüber, daß ihre Stimme in der Schwangerschaft an Kraft und Brillanz gewonnen hätte.

■ Die Altersstimme

Die Stimme ist unmittelbarer Ausdruck der Persönlichkeit und der gesamtkörperlichen Konstitution. Daher kann die Stimmentwicklung nicht isoliert vom Gesamtalterungsprozeß betrachtet werden: Mit fortschreitendem Alter kommt es zu einer Fülle verschiedenartiger Veränderungen, wie Abnahme der Elastizität des Bindegewebes, Abnahme der Muskelkraft, Einschränkung der Atemfunktion, Verdünnung der Haut und der Schleimhäute, Trockenheit der Schleimhäute, Abnahme der Genauigkeit der zentralnervösen Koordination, Einschränkung der Hörschärfe usw. Alle diese Veränderungen bedingen, daß auch die Stimmqualität und Leistungsfähigkeit im Laufe des Lebens abnehmen. Die typische Altersstimme ist meist schwächer, dünn und nimmt einen spröden, brüchigen Klang an, der manchmal »blechern« wirkt und dann durch seine starr-schrille Höhe den Eindruck der Schwäche überdeckt. Sehr typisch ist das Auftreten eines *Alterstremolos*, d. h. einer Schwankung der Stimme, die seine Ursache in der mangelhaften Kontinuierlichkeit des Atemstromes, aber auch in der gestörten Steuerung des Kehlkopfes hat, analog dem Zittern der Hände.

Wie auch der allgemeine Altersprozeß ist gerade die Stimmfunktion großen individuellen Schwankungen unterworfen. So kann eine gut ausgebildete Stimme bis in das hohe Lebensalter hinein voll funktionstüchtig bleiben bzw. an Charakter und Persönlichkeit gewinnen, wie das Beispiel zahlreicher alternder Schauspieler zeigt. Allgemein ist die Stimme ein sehr feiner Indikator für das biologische Alter ihres Trägers: Selbst ungeschulte Versuchspersonen, denen Tonbandbeispiele von Sprechern verschiedener Altersstufen vorgespielt wurden, konnten allein aus dem Anhören der Stimme sehr genau das Alter des Sprechers abschätzen.

Stimmveränderungen im Klimakterium

Eine eigenständige und vom allgemeinen Altersprozeß eher losgelöste Problematik stellen Stimmveränderungen bei Frauen des *Klimakteriums* dar. Das allmähliche Einstellen der Geschlechtshormonproduktion, etwa um das 50. Lebensjahr herum, bedingt eine tiefgreifende hormonelle Umstellung mit vielfältigen Auswirkungen auf Stoffwechsel und Psyche. Durch den Ausfall der weiblichen Geschlechtshormone gewinnen die auch bei der Frau produzierten geringen Mengen an männlichen Hormonen relativ die Überhand. Es kommt daher bei vielen Frauen während dieser Zeit zu leichten Vermännlichungserscheinungen, wie Oberlippenbehaarung und Tieferwerden der Stimme.

Während die Stimmveränderungen im Rahmen der vielfältigen Wechselbeschwerden üblicherweise als nicht besonders schwerwiegend erlebt werden, sind sie für Sängerinnen oft von entscheidender Bedeutung. Insgesamt kommt es zu einer Einengung des Stimmumfangs, wodurch vor allem die hohen Frauenstimmen, wie Sopran und Koloratursopran, ihre Höhe verlieren. Dies kann das Ende der aktiven Bühnenlaufbahn bedeuten.

Die männliche Sprechstimme neigt im Gegensatz zu der weiblichen dazu, im Alter eher höher zu werden (Greisendiskant), so daß sich die greisen Stimmen von Männern und Frauen weitgehend annähern (Abb. 26). Oft ist es daher nicht möglich, nur vom akustischen Vergleich her greise Männer- und Frauenstimmen zu unterscheiden, wobei dieser Eindruck durch das oft vorhandene Alterstremolo noch verstärkt wird.

4 Tierstimmen und Evolution der menschlichen Stimme

Gegenseitige Verständigung bildet die Grundlage für ein Zusammenleben sowohl unter Tieren als auch in der menschlichen Gesellschaft: als Artgenossen, als Geschlechtspartner, als Nachkommen, aber auch als Rivalen. Zusammenleben erfordert gemeinsames Handeln, es erfordert, daß die Partner miteinander kooperieren. Sie müssen sich über Handlungsziele einigen, sie müssen aber auch ihre Stimmungen, Triebe und die Bereitschaft zu einer bestimmten Handlung erkennen lassen. Eine funktionierende *Kommunikation* ist daher für jedes Lebewesen eine Überlebensfrage und in der Entwicklungsgeschichte der Lebewesen wurden zahlreiche Strategien dafür entwickelt. Die Kommunikation kann mit Hilfe chemischer Signale (z. B. Sexuallockstoffe), mechanischer Signale (z. B. Vibrationen), optischer Signale (z. B. Balzsignale) und schließlich akustischer Signale erfolgen.

Akustische Signale

Die akustische Verständigung wurde, da es sich offensichtlich um eine energetisch sehr günstige Form der Signalübermittlung handelt, in der Evolution der Lebewesen mehrfach entwickelt: z. B. bei Insekten durch Reiben oder Vibrieren bestimmter Körperteile oder bei Fischen durch Klopfen der Flossen auf den Körper. Bei den Wirbeltieren und vor allem bei den Säugetieren tritt die akustische Kommunikation mit Hilfe von Stimmen, die durch den Luftstrom gebildet werden, in den Vordergrund.

Die Lautäußerungen der Säugetiere kommen aber selbst bei hochentwickelten Tieren nicht entfernt an die Vielfalt der menschlichen Sprache heran. Versuche haben gezeigt, daß höhere Affen wohl gesprochene Worte akustisch wahrnehmen und ihnen zum Teil sogar eine Bedeutung zuordnen können, daß sie aber nicht fähig sind, Worte zu artikulieren.

Da Affen die anatomischen Voraussetzungen eines Stimmorgans, nämlich Atmungsapparat, Kehlkopf mit Stimmlippen, Mundraum, aufweisen, stellt sich die Frage nach dem Grund für das Unvermögen einer komplexeren Artikulation.

- Existieren doch gravierende Unterschiede im anatomischen Aufbau des Stimmorgans von Affen und Menschen?
- Oder liegt der entscheidende Unterschied in der Steuerung begründet, im höher entwickelten Gehirn des Menschen?

Dem zweiten Argument stünde entgegen, daß Tiere geringerer Gehirnkapazität, wie etwa einige Vogelarten, sehr wohl Worte und Sätze verständlich wiedergeben können.

In welcher Entwicklungsstufe hat sich die Artikulationsfähigkeit beim Menschen ausgebildet? Es ist klar, daß eine, selbst primitive, Sprache einen gewaltigen Vorteil gegenüber konkurrierenden, nichtsprechenden Gruppen bedeutete und somit die weitere Entwicklung beeinflußte und vielleicht auch beschleunigte.

Warum können Affen nicht sprechen?

Das Unvermögen von Tieren, der menschlichen Sprache ähnliche Laute erzeugen und damit kommunizieren zu können, wurde lange Zeit nicht untersucht. Man war der Meinung, daß Sprache etwas einmaliges, nur dem Menschen gegebenes ist. Für den französischen Philosophen *Descartes* war die Sprachfähigkeit der Beweis für die menschliche Seele, denn nur diese könne eine Sprache hervorbringen.

Er folgerte daraus, daß die mangelnde Artikulationsfähigkeit auf einen beschränkten Steuerungsmechanismus zurückzuführen sei. Das Gehirn von Menschenaffen ist nicht hoch genug entwickelt, um den komplizierten Mechanismus einer Stimmgebung koordinieren zu können. Diese Meinung wurde dadurch unterstützt, daß anatomisch im knorpeligen und muskulösen Aufbau des Kehlkopfes von Menschen und Menschenaffen keine großen Unterschiede gefunden wurden.

Der Kehlkopf und die darin verankerten Stimmlippen machen nur einen Teil der Stimmgebung aus (s. Kap. 2). Erst vor etwa dreißig Jahren wurde begonnen, die *Vokaltrakte* von Säugetieren und Menschen in ihrer stimmlichen Funktion genauer zu vergleichen. Und hier ergibt sich ein gravierender Unterschied (Abb. 27):

Bei fast allen höheren Säugetieren befindet sich der Kehlkopf weit oben im Hals, er liegt den ersten drei Halswirbeln gegenüber. Der Kehlkopf reicht damit bis in den Nasen-Rachen-Raum hinein, der

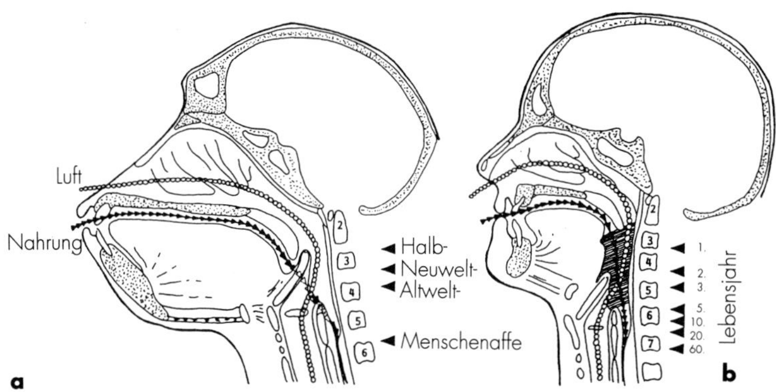

Abb. 27 a, b. Querschnitt des Vokaltrakts von Affe (**a**) und Mensch (**b**). Schematisch eingezeichnet ist bei Affen ein Absenken des Kehlkopfes im Laufe der Höherentwicklung von den Halbaffen zu den Menschenaffen. Beim Menschen ist die Absenkung des Kehlkopfes im Laufe des Alters zu sehen.

Kehldeckel berührt das Gaumensegel. Beim Menschen liegt der Kehlkopf jedoch tiefer im Hals, etwa gegenüber dem vierten bis siebenten Halswirbel. Damit reicht der Kehldeckel nicht mehr bis zum Gaumensegel, sondern es ist oberhalb der Stimmbänder ein zusätzlicher Raum entstanden. Dieser bildet mit dem eigentlichen Mundraum einen beträchtlich verlängerten Vokaltrakt.

Der stimmbildnerische Vorteil dieses zusätzlichen Raums ist in den 60er Jahren von dem amerikanischen Linguisten *P. Liebermann* und seinen Kollegen eindrucksvoll demonstriert worden, indem sie bestimmte Formanten als Hauptcharakteristikum einer Vokalbildung verglichen (Abb. 28). Der interessanteste Aspekt dieser Forschungen war die Untersuchung, zu welchem Formantenbereich Menschenaffen anatomisch fähig wären. Dazu hat man bei toten Affen die größtmögliche Va-

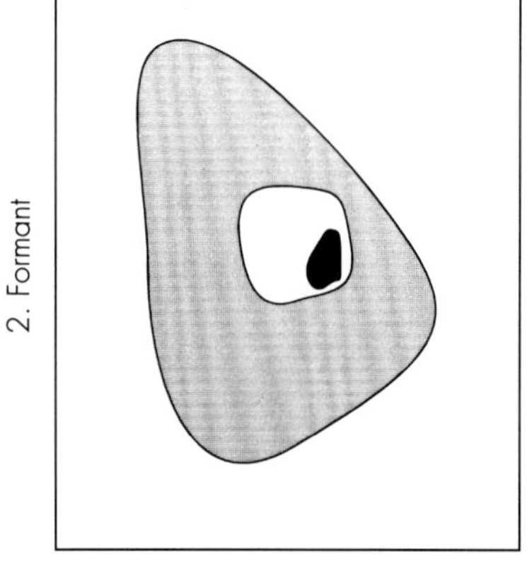

Abb. 28. Bereiche des 1. und 2. Formanten von Menschenaffen *(dunkle Fläche)* und Menschen *(punktierte Fläche)*. Die *weiße Fläche* gibt den Formantbereich an, zu dem Affen aufgrund ihrer anatomischen Gegebenheiten fähig wären.

riation des Mundraumes bestimmt und diese Daten in ein Computerprogramm eingespeist, das aus der geometrischen Form eines Hohlraums die Grundfrequenzen dieses Resonanzkörpers berechnet (Abb. 28). Es zeigt sich, daß Affen wohl zu einer etwas größeren Artikulationsbreite fähig wären, daß diese aber nicht annähernd an menschliche Möglichkeiten heranreicht. Die hohe Lage des Kehlkopfes bei Säugetieren und insbesondere bei Affen begrenzt anatomisch eine variable Stimmerzeugung, wie sie dem Menschen eigen ist!

Die hohe Lage des Kehlkopfes hat aber einen Vorteil: Sie bewirkt, daß der Kehldeckel das Gaumensegel berührt und den Weg zwischen Nasenraum und Lunge freigibt (s. Abb. 27). Dadurch kann die Nahrung links und rechts des Kehlkopfes in die Speiseröhre gelangen, Nahrungs- und Luftweg überkreuzen einander nicht; diese Tiere können gleichzeitig atmen und schlucken. Das ungestörte Atmen durch die Nase ermöglicht ihnen auch, während der Nahrungsaufnahme zu riechen, eine für Beutetiere überlebenswichtige Eigenschaft in der freien Wildbahn.

Extrem ist die Trennung zwischen Luft- und Speisewegen bei den wasserlebenden Säugetieren, den Walen, bei denen der Kehldeckel eine geschlossene Röhre bildet. Auch bei den Schlangen liegt der Kehlkopf so hoch, daß er als geschlossene Röhre bei geöffnetem Mund sichtbar wird. Dadurch wird der Luftweg während der extremen Freßgewohnheiten der Schlange, die ihre Beute als Ganzes verschlingt, gesichert.

Entwicklungsgeschichtlich erfolgt die Senkung des Kehlkopfes analog der aufsteigenden Wirbeltierreihe. Das heißt, von allen Säugetieren haben die Menschenaffen die relativ tiefste Position des Kehlkopfes, ohne jedoch einen Zustand wie beim erwachsenen Menschen zu erreichen.

Bei einem tieferliegenden Kehlkopf kreuzen die beiden Wege den für die Stimmbildung so bedeutsamen Rachenraum oberhalb des Kehlkopfs: der Mensch muß achtgeben, daß er sich nicht durch Nahrungsteile in der Luftröhre »verschluckt«. Diese, manchmal tödliche Gefahr war der Preis für die Entwicklung der Stimme.

Auch die *Stimmlippen* zeigen in ihrem anatomischen Aufbau den Funktionswechsel vom primären Verschlußorgan bei den Tieren zum stimmbildenden Organ bei den Menschen. So ist beim Menschen im Gegensatz zu den höheren Säugetieren der schwingungsfähige vordere Anteil der Stimmlippen auf Kosten des hinten gelegenen knorpeligen Anteils maximal verlängert. Dies bedingt jedoch, daß die Stimmritze beim Menschen nicht in dem Ausmaß wie beim Tier geöffnet werden kann, d.h. der Luftdurchsatz durch den Kehlkopf ist begrenzt und auch die Sicherung des freien Atemweges ist beim Menschen letztlich geringer als bei Tieren.

Bemerkenswert ist auch die Relation zwischen dem *Querschnitt des Kehlkopfes* und dem der *Luftröhre*. Bei den Säugetieren ist der Gesamtquerschnitt des geöffneten Kehlkopfes im Vergleich zur Luftröhre deutlich größer als beim Menschen. Eine besonders ausgeprägte Fähigkeit, den Kehlkopf weit zu öffnen, haben Fluchttiere, wie z. B. Pferde, Gazellen, also Tiere, bei denen das Überleben von einem möglichst großen und unter allen Umständen gesicherten Luftdurchsatz durch Kehlkopf und Luftröhre abhängig ist. Der ungarische Anatom *J. Nemai* stellte bereits 1913 diese Unterschiede in umfangreichen vergleichend-anatomischen Untersuchungen fest und faßte sie wie folgt zusammen:

Die stimmliche Mehrwertigkeit des Menschen hat einer Minderwertigkeit für die Atmung Platz gemacht.

Auch der englische Anatom *V. E. Negus* kam bei seinen Studien zu ähnlichen Ergebnissen und formulierte 1928 sehr einprägsam:

Der Mensch gleicht einem Auto mit einem starken Motor, guter Kraftübertragung, aber gedrosselter Lufteinströmung in den Vergaser.

Entsprechend dem sogenannten *biogenetischen Grundgesetz (Ernst Haeckel,* 1834–1919), daß sich die evolutionäre Entwicklung einer Gattung in der individuellen Entwicklung eines Lebewesens wiederholt, zeigen menschliche Embryos und auch Neugeborene und Säuglinge noch einen Kehlkopfaufbau, der mehr dem der höheren Säugetiere gleicht als dem des erwachsenen Menschen (s. Abb. 27).

Wann lernte der Mensch sprechen?

Die Wiederholung der Entwicklungsgeschichte des Menschen in der Entwicklung des einzelnen Lebewesens läßt sich sehr eindruckvoll in der körperlichen Entwicklung nachweisen: z. B. bilden sich auch bei menschlichen Embryos in einem sehr frühen Entwicklungsstadium Kiemenfurchen aus. Dieses biogenetische Grundgesetz läßt sich aber auf die Entstehung der menschlichen Sprache nicht anwenden. Die frühen Menschen mußten die Sprache aus sich heraus ohne Vorbilder als echte Neuschöpfung entwicklen, während das Kleinkind Sprache in einer sprechenden Umwelt erwirbt. Wird dem Kind in der für die Sprachentwicklung sensiblen Phase der Gehirnentwicklung – also zwischen dem 1. und 4. Lebensjahr, spätestens jedoch bis zum Abschluß der Pubertät – keine ausreichende Sprache angeboten, so kann der Mensch keine differenzierte Sprache im engeren Sinne erwerben.

Doch welchem unserer Vorfahren gelang der Schritt, eine Sprache zu entwickeln? War es der Homo erectus, der gerade aufrecht zu gehen gelernt hatte, war es der Neandertaler oder erst der moderne Mensch (Homo sapiens)?

Eine konkrete Antwort auf diese Frage war bis vor wenigen Jahren nicht möglich, da man aus den wenigen Knochenfunden nicht auf Eigenschaften, wie die Sprachfähigkeit, schließen konnte. Die Erkenntnis, daß komplexe Lautbildung mit einem tiefer sitzenden Kehlkopf verbunden ist, hat allerdings auch die Beantwortung dieser Fragen ermöglicht.

Es sind zwar bei Skelettfunden keine Knorpelreste des Kehlkopfes, geschweige seine Lage im Rachenraum, zu erkennen gewesen, jedoch konnte folgender Befund genutzt werden: Der Kehlkopf wird durch zahlreiche Muskeln und Sehnen in seiner Position gehalten; ein Großteil dieser Muskeln ist an der Schädelbasis verankert. Der entscheidende Durchbruch gelang dem Amerikaner *E. S. Crelin* mit der Entdeckung, daß ein tiefliegender Kehlkopf mit einer nach unten gewölbten Schädelbasis zusammenhängt, ein hochliegender mit einer flachen Basis.

Aufgrund dieser Erkenntnis haben die beiden Anatomen *Crelin* und *Laitman* mit Mitarbeitern die Schädelknochen von Fossilfunden untersucht und festgestellt:

Der *Australopithecus africanus,* der vor etwa 2 bis 3 Millionen Jahren lebte, und auch der bereits aufrecht gehende Mensch *(Homo erectus,* vor 1,6 Millionen bis etwa 200.000 Jahren, Abb. 29 a) waren nicht sprachfähig. Die Entwicklung einer differenzierteren Lautbildung fand während der Zeit der *Neandertaler* statt (vor etwa 120.000 bis 40.000 Jahren, Abb. 29 b). Wobei nach heutiger Einteilung der Neandertaler bereits zur Klasse *Homo sapiens* gezählt wird, allerdings zu einer Nebenlinie und nicht zu einem Vorfahren des modernen Menschen *(Homo sapiens sapiens).*

Eine genauere zeitliche Eingrenzung des Entstehens der menschlichen Sprache ist derzeit noch nicht möglich. In Israel ist jedoch vor kurzem ein gut erhaltenes Zungenbein gefunden worden, das etwa 60.000 Jahre alt ist und andeutet, daß damals der Sprachentwicklungsprozeß bereits abgeschlossen war. Beim modernen Menschen, z. B. beim *Cro-Magnon-Menschen* (Abb. 29 c), war die Sprachfähigkeit sicherlich bereits der heutigen sehr ähnlich.

Die Abb. 29 zeigt auch, daß parallel zu der Ausbildung der Schädelbasiswölbung auch eine Vergrößerung des Gehirnvolumens erfolgte. Ob diese Erweiterung, insbesondere des Großhirns, durch die neu eröffneten Möglichkeiten einer Sprachbildung und den damit verbundenen benötigten Steuerungsmechanismus ausgelöst oder beschleunigt wurde, kann nur vermutet werden.

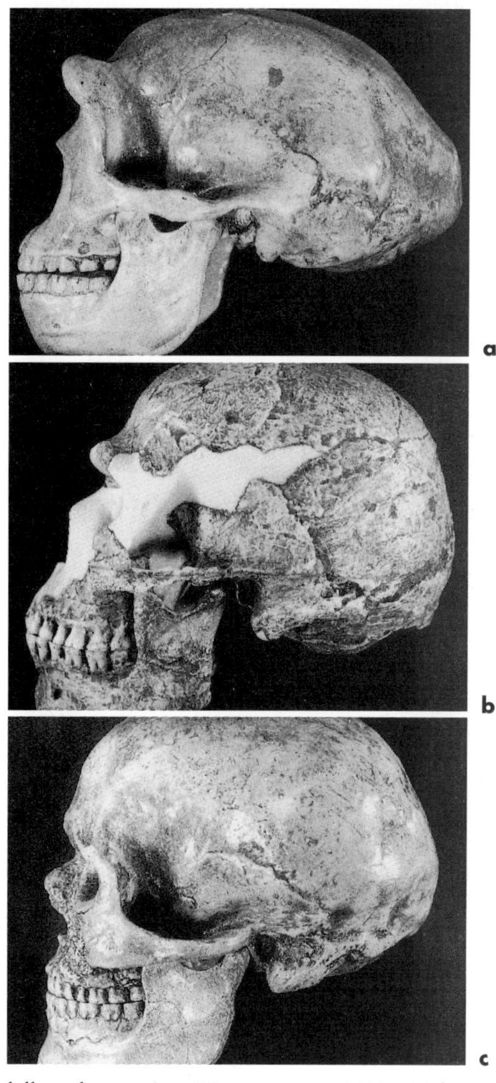

Abb. 29 a–c. Schädelknochen **a** eines Homo erectus (400.000 bis 500.000 Jahre alt), **b** eines frühen Homo sapiens (35.000 bis 45.000 Jahre alt), **c** eines Cro-Magnon-Menschen (20.000 bis 30.000 alt).

Warum können Papageien sprechen?

Kaum eine Tierart ist ganz stumm. Viele Tiere verständigen sich mit Geräuschen, um etwa zu drohen, zu warnen oder eine Partnerbereitschaft anzuzeigen. In diesem Abschnitt sollen aus den verschiedensten Geräuscherzeugungsmöglichkeiten (Zirpen von Grillen, Ultraschallaussendung von Fledermäusen, Flossenschlagen auf die Schwimmblase von Fischen) nur jene besprochen werden, deren Erzeugungsmechanismus ähnlich dem der menschlichen Stimme abläuft.

Frösche und *Kröten* sind die einfachsten Tiere, die Geräusche durch stimmlippenähnliche Membranen erzeugen und vor allem durch einen Vokaltrakt verstärken können. Dieser Vokaltrakt wird häufig durch einen oberhalb der schwingenden Membranen liegenden resonanten Luftsack erweitert, womit eine entsprechende Lautstärke und Reichweite des Klangs erreicht werden kann. Diese Technik wenden auch Affen wie die Riesengibbons (Abb. 30) oder die Brüllaffen an, wobei in diesem Fall die oberhalb der Stimmlippen liegenden Morgagni-Taschen zu einem Brüllsack erweitert sind.

Säugetiere besitzen sehr ähnliche Lautinstrumente: Einen, auch dem des Menschen sehr ähnlichen Kehlkopf, der allerdings sehr hoch im Halse liegt, und einen mehr oder weniger ausgeprägten Vokaltrakt. Individuelle Unterschiede ergeben sich in der relativen Größe und Ausgestaltung der einzelnen Komponenten. *Huftiere* haben breite, undifferenzierte Stimmlippen, deren Schwingungsfähigkeit schon von der Form her eingeschränkt ist. Bei *Rindern* wird die Stimme sowohl beim Ausatmen als auch beim Einatmen erzeugt. *Pferde* wiehern nur beim Einatmen, *Esel* erzeugen das »i« beim Ein-, das »a« beim Ausatmen. *Löwen* erzeugen ihr schreckerfüllendes

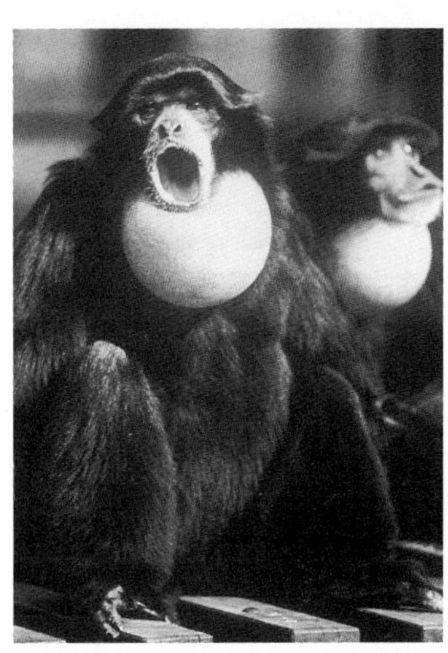

Abb. 30. Riesengibbon
oder Siamang.

Gebrüll, indem sie die durch die Stimmlippen erzeugten
Schwingungen durch ein weit aufgerissenes Maul maxi-
mal verstärken. *Katzen* weisen gerundete, kürzere
Stimmlippen auf, wobei durch das Fehlen der Morgagni-
Taschen keine freie Schwingungsfähigkeit der Stimmlip-
pen gegeben ist.

Um einen noch kräftigeren Kehlkopfverschluß zu
ermöglichen, zeigt sich bei den baumbewohnenden *Affen*
erstmals eine Weiterentwicklung des Kehlkopfes mit der
Ausbildung von paarigen Stimm- und Taschenfalten und
einer dazwischenliegenden Morgagni-Tasche. Dies ist
bedingt durch die Notwendigkeit, den Brustraum durch
den festen Kehlkopfverschluß zu stabilisieren, um der
kräftigen Arm- und Schultermuskulatur ein gutes Wider-
lager für das Klettern zu geben. Durch die Entwicklung
der Kehlkopfventrikel treten bei den Affen erstmals zar-
te, gut schwingungsfähige Stimmlippen auf; diese sind je-
doch scharf und bogenförmig zugespitzt, um einen be-

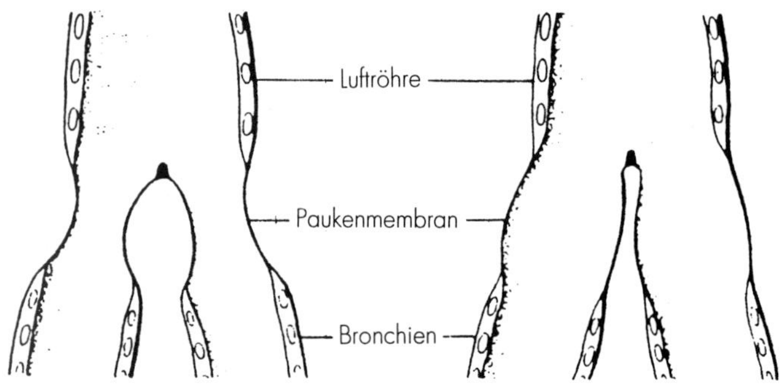

Abb. 31. Syrinx eines Vogels.

sonders festen Stimmlippenverschluß zu ermöglichen. Die Stimme ist daher schrill und kreischend. Erst beim Menschen tritt zusätzlich eine hochdifferenzierte Stimmlippenstruktur auf, die auf die großen stimmlichen Fähigkeiten hinweist.

Vögel haben wohl einen Kehlkopf am oberen Ende der Luftröhre, jedoch sind keine Stimmlippen eingebettet; Vögel haben zur Lautbildung ein eigenes Organ, die *Syrinx*, entwickelt. Diese besteht aus dünnen, vibrierenden Häuten, den sogenannten *Paukenmembranen,* die nahe der Gabelung der Luftröhre in die Bronchien diese innen und außen begrenzen (Abb. 31). Die Syrinx ist in einem Luftsack eingebettet, wobei durch einen darin erhöhten Luftruck die Membranen nach innen gewölbt werden können. Dadurch werden in den Bronchien zwei Engstellen erzeugt, und die durchströmende Luft regt die Membranen zu Schwingungen an, wobei der Mechanismus derselbe ist, wie bei den menschlichen Stimmlippen.

Aufgrund der zwei Bronchien erzeugen Vögel im Prinzip zwei Töne. Da die Paukenmembranen auch durch Muskeln gespannt werden können, können bestimmte Vogelarten die Membranen im linken und rechten Bronchus sogar unterschiedlich stark straffen. Sie können damit gleichzeitig zwei verschiedene Töne erzeugen, d. h. sie können »mit sich selbst« ein Duett singen.

Die von Vögeln erzeugten Klänge sind zu einem großen Anteil reine, sinusartige Töne, ihnen fehlt der große Obertonreichtum etwa der menschlichen Stimme. Diese frequenzmäßig stabilen Tönen werden oftmals zu charakteristischen Tonfolgen, Melodien, zusammengesetzt. Die Tonfolgen können angeboren sein, z. B. das »Kikeriki« des Hahns oder das »Kuckuck« des gleichnamigen Vogels.

Bei verschiedenen Arten wird die Melodie, der dem Vogel eigene Gesang, aber erst erlernt. Ein typisches Beispiel dafür ist der *Buchfink*: Während der ersten Jahre seines Lebens kann er bis zu sechs verschiedene Lieder von den erwachsenen Vögeln lernen. In Isolation aufgezogene Vögel entwickeln nur einen sehr monotonen Gesang. Erfolgt die Zusammenführung mit den Artgenossen nach seinem 1. Lebensjahr, ist es dem Buchfink nicht mehr möglich, die verschiedenen Melodien zu erlernen.

Das heißt, es gibt für Buchfinken und die meisten lernfähigen Vögel eine bestimmte, zeitlich begrenzte Lernphase. Es gibt allerdings auch Ausnahmen, die während des gesamten Lebens Lernfähigkeit besitzen. Untersuchungen haben gezeigt, daß – ähnlich dem Menschen – die Melodien nur in einer Gehirnhälfte bevorzugt gespeichert sind. Bemerkenswert ist auch die Ähnlichkeit zwischen Menschen und Vögeln bezüglich der Lernphase: Der amerikanische Psychologe *Lenneberg* bewies, daß es in der Entwicklung des Menschen eine *kritische Periode* für den Spracherwerb gibt, nämlich etwa zwischen dem 2. und 12. Lebensjahr. Je früher der Spracherwerb erfolgt, desto genauer werden spezielle Sprachkomponenten und feine Nuancen der Muttersprache und sogar eines Dialektes nachgeahmt. Eine im Erwachsenenalter

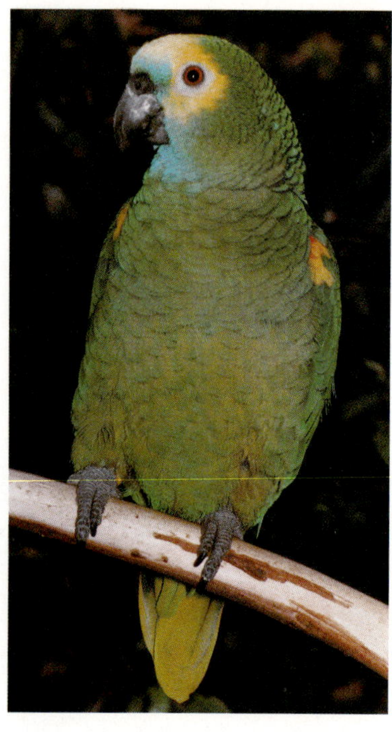

Abb. 32. Papagei.

erlernte Fremdsprache kann fast nie ohne Akzent gesprochen werden.

Die Fähigkeit bestimmter Vogelarten, den Gesang der Artgenossen nachzuahmen und zu erlernen, kann sich auf beliebige Geräusche und Tonfolgen ausdehnen. Vögel können einerseits auch »Fremdsprachen« erlernen, indem sie den Gesang anderer Vogelarten nachahmen, sie können aber auch lediglich ständig wiederkehrende Geräusche aufnehmen (z. B. das Knarren oder Quietschen eines im Wind bewegten Tores, das sich in der Nähe des Nistplatzes befindet).

Diese Nachahmungsfähigkeit, die in ihrer Genauigkeit oft nicht einmal vom Menschen erzielt werden kann, erreicht ihren Höhepunkt, wenn Vögel von Menschen er

zeugte Laute wiedergeben: z. B. ist die Sprachfähigkeit
von *Papageien* legendär (Abb. 32), aber auch *Krähenvö-
gel* und besonders *Beos,* die zu der Familie der Stare gehö-
ren, erlernen in erstaunlichem Maße menschliche Worte
und Sätze. Allerdings muß dazu das zu lernende Wort
sehr häufig wiederholt werden – nur selten lernen Vögel
nach mehrmaligem oder gar einmaligem Vorsprechen.

Vor allem aber verbindet der Vogel keinerlei Be-
deutung mit dem Gelernten, er lernt es ohne Sinn und
gibt es automatisch wieder. Es ist noch nie gelungen,
etwa einen Papagei zu lehren, ein bestimmtes Wort (z. B.
Hunger) dann auszusprechen, wenn er etwas fressen
möchte. Verhaltensforscher sind der Frage nachgegan-
gen, warum bestimmte Vögel diese Nachahmungsfähig-
keit (z. B. die Erlernung komplizierter Gesänge) derart
perfektioniert haben.

Worin liegt der evolutionäre Vorteil?

Die individuell verschiedenen Gesänge dienen als
persönliches Merkmal, im besonderen aber dem Aufbau
und der Verstärkung von persönlichen Bindungen zwi-
schen Vögeln. Bei Säugetieren wird eine Erkennung oft
über das Riechorgan vollzogen, bei Vögeln jedoch be-
ruht eine Beziehung auf der Kenntnis des Gesangsreper-
toirs des jeweiligen Partners. Man hat in Einzelfällen be-
obachtet, daß zwei Vögel ein Duett aufbauen können,
wobei jeder Vogel streng seinen Part singt. Stirbt einer
der beiden, passiert es, daß der Überlebende ab diesem
Zeitpunkt beide Stimmen singt.

Papageien haben somit *keine Sprachfähigkeit. Sie
benutzen lediglich die auch anderen Vögeln angeborene
Eigenschaft, Tonfolgen nachahmen zu können, und
bringen durch die Wiedergabe von gesprochenen Worten
und Sätzen zuhörende Personen in Erstaunen.*

5 Die kranke Stimme

Medizinische Grundlagen

Eine gesunde und leistungsfähige Stimme ist das Ergebnis eines überaus komplexen Zusammenspiels von Atmung, Kehlkopf und Ansatzrohr, wobei auch enge Wechselbeziehungen zur körperlichen und gefühlsmäßigen Verfassung bestehen. Es ist daher nicht verwunderlich, daß eine Vielzahl von Erkrankungen, aber auch seelische Belastungen, eben »Verstimmungen«, zu Störungen der Stimme führen bzw. sich auf die Stimme negativ auswirken können.

Diese sind um so bedeutender, da der Stimme als Träger der lautsprachlichen Kommunikation eine immer bedeutendere Rolle zukommt. Es ist wichtiger denn je, die Fähigkeit zu besitzen, neben Informationen auch seine positiven menschlichen Qualitäten erfolgreich zu übermitteln. Verständliche Kommunikation ist für das Erreichen von Zielen sowie für die Beziehung zu anderen Menschen und für die Selbstentfaltung mindestens ebenso wichtig, wie ein mit Mühe angeeignetes Fachwissen. Nicht umsonst weisen Kommunikationsforscher und Managementberater darauf hin, daß mehr Überzeugungskraft davon ausgeht, »wie« etwas gesagt und oft weniger davon, »was« gesagt wird. Untersuchungen zeigen, daß im Ausdruck von Gefühlen dem Klang der Stimme bis zu fünfmal soviel Bedeutung zukommt wie den benutzten Worten. Der Klang der Stimme ist also eines der wichtigsten Mittel, um nichtverbale Botschaften zu übermitteln.

Die Stimme ist so unlösbar mit der Person verbunden, ist etwas so Selbstverständliches, daß sie einem oft erst dann wirklich bewußt wird, wenn sie gestört, krank ist. Meist finden sich bei Stimmstörungen typische Merkmale:

- Die Stimme kann nicht mehr mit der gewohnten Leichtigkeit eingesetzt werden,
- sie hat ihre Tragfähigkeit eingebüßt,
- sie hat ihren Klang verloren und
- sie ist damit als fein abgestimmtes Instrument der Kommunikation untauglich geworden.

Von besonderer Bedeutung sind Stimmprobleme bei »Stimmberufen«, Lehrern, Managern, Pfarrern, Rundfunksprechern, Kindergärtnerinnen, Sängern, also all jenen, bei denen der berufliche Erfolg hauptsächlich oder überwiegend von der stimmlichen Leistungsfähigkeit und Überzeugungskraft abhängt. Dies hat über die persönliche Problematik hinaus auch volkswirtschaftliche Bedeutung, da nicht selten aufgrund von Stimmproblemen eine Frühpensionierung verordnet oder ein Berufswechsel vollzogen werden muß.

Die Hauptsymptome einer *Stimmstörung* sind der gestörte Stimmklang, d. h. die *Heiserkeit* und die *eingeschränkte Leistungsfähigkeit* der Stimme (Tabelle 2). Der menschliche Stimmklang zeichnet sich durch eine enorme Vielfalt an Variationen aus. Es ist daher auch nicht möglich, eine exakte Grenze zwischen normalen und krankhaften Stimmklängen zu definieren, ebenso ist

Tabelle 2. Haupt- und Nebensymptome bei Stimmband-
störungen.

Hauptsymptome	
Heiserkeit	
Mangelnde Belastbarkeit der Stimme	

Nebensymptome

– Schluckzwang	– Schmerz
– Trockenheit im Hals	– Räusperzwang
– Schleim	– Ermüden oder Versagen
– Druckgefühl	beim Sprechen
– Hustenreiz	– Umkippen der Stimme
– Anstrengungsgefühl	– Abweichungen in der
– Kloßgefühl	Tonhöhe oder Lautstärke
– Brennen	

es äußerst schwierig, krankhafte Stimmklänge mit
sprachlichen Mitteln eindeutig zu charakterisieren.

Heiserkeit

In der Medizin hat man sich daher entschlossen,
Heiserkeit als Überbegriff für alle krankhaften Stimm-
klänge einzuführen und entsprechend den beiden Haupt-
mechanismen der Heiserkeitsentstehung zwischen einer
behauchten Stimme (durch unvollständigen Stimmlip-
penschluß) und einer *rauhen Stimme* (durch Aperiodizi-
täten) zu unterscheiden.

Bei Stimmstörungen gibt es eine Vielzahl von Sym-
ptomen (Tabelle 2):

Abweichungen der Tonhöhe oder der Lautstärke,
Abbrechen der Stimme,

- häufig Mißempfindungen im Halsbereich, d. h. ein Trockenheits- oder Verschleimungsgefühl,
- Druckgefühl im Hals, das Gefühl, als ob ein »Knödel« im Hals stecken würde,
- das Gefühl, sich ständig räuspern zu müssen, Hustenzwang usw.

Gerade bei den Stimmstörungen zeigt sich, wie eng die Stimme mit der Gesamtpersönlichkeit des Menschen verbunden ist, und daß Stimmstörungen selten ein isoliertes Problem des Kehlkopfes oder des peripheren Stimmapparates darstellen. Sie sind stattdessen komplexe Kommunikationsstörungen, für die sich in der *Phoniatrie* (Stimm- und Sprachheilkunde) eine *ganzheitliche« Betrachtungsweise* durchgesetzt hat, die von einem sogenannten »bio-psycho-sozialen« Krankheitsmodell ausgeht. Nach diesem Modell sind bei jeder Krankheit *organische, psychologische* und *soziale* Faktoren gemeinsam, wenn auch in unterschiedlicher Gewichtung, an der Entstehung oder Aufrechterhaltung der Erkrankung beteiligt.

In der Phoniatrie und Laryngologie wurde zu einer Zeit, da die übrige Medizin noch weitgehend auf Organe hin orientiert war, die Bedeutung der Psyche für die Entstehung von Krankheiten erkannt. Bereits *Arthur Schnitzler,* selbst Arzt und Assistent an der damals weltbekannten laryngologischen Abteilung seines Vaters *Johann Schnitzler,* verwertete literarisch die Heilung einer »hysterischen Aphonie« in seinem Einakter »Paracelsus«: Ganz in Übereinstimmung mit der damals aktuellen psychoanalytischen Forschung (1895 erschienen die »Studien über Hysterie« von *Sigmund Freud* und *Josef Breuer)* läßt *Arthur Schnitzler* die Hysterikerin durch »Abreagieren«, durch Bewußtmachen uneingestandener, verborgener Regungen gesund werden. Am 19. März

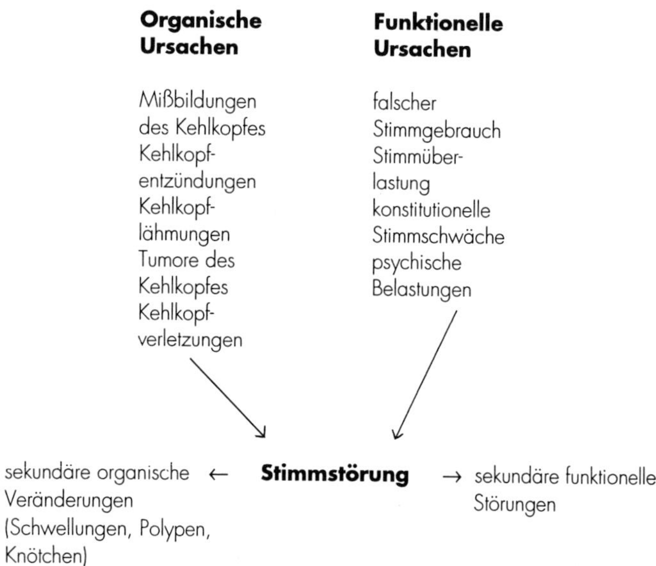

Abb. 33. Organische und funktionelle Ursachen für Stimmband-
störungen.

1898 urteilte *Freud:* »Unlängst war ich in Schnitzlers Pa-
racelsus erstaunt, wieviel von den Dingen so ein Dichter
weiß«.

Aus klinisch-praktischen Gründen werden Stimm-
störungen üblicherweise in *organische* und *funktionelle*
Störungen eingeteilt, obwohl häufig Übergänge und
Mischformen anzutreffen sind (Abb. 33).

Organische Stimmstörungen

Sie liegen dann vor, wenn sich am Stimmapparat –
vorzugsweise am Kehlkopf – organische Erkrankungen
feststellen lassen. Dazu gehören: angeborene Mißbildun-

gen des Kehlkopfes, Kehlkopfentzündungen, Kehlkopflähmungen, Tumore und Kehlkopfverletzungen.

▮ Funktionelle Stimmstörungen

Von einer funktionellen Stimmstörung spricht man dann, wenn sich keine Erkrankung am Kehlkopf feststellen läßt, obwohl eine Heiserkeit oder eine Leistungseinschränkung der Stimme besteht. Der Phoniater (Stimmarzt) bedient sich dabei vorzugsweise der Spiegeluntersuchung des Kehlkopfes (*Laryngoskopie*, Abb. 34) ergänzt durch verschiedene Techniken, wie z. B. die *Kehlkopfstroboskopie* (Abb. 35). Die Kehlkopfstroboskopie ist ein Verfahren, bei dem durch synchronisierte Lichtblitze ein (scheinbares) Zeitlupenbild der Stimmlippenschwingungen erzeugt werden kann. Es ist damit möglich, den Schwingungsablauf der Stimmlippen exakt zu verfolgen und zu analysieren.

Es besteht im allgemeinen kein unmittelbarer Zusammenhang zwischen den Stimmsymptomen (der Art

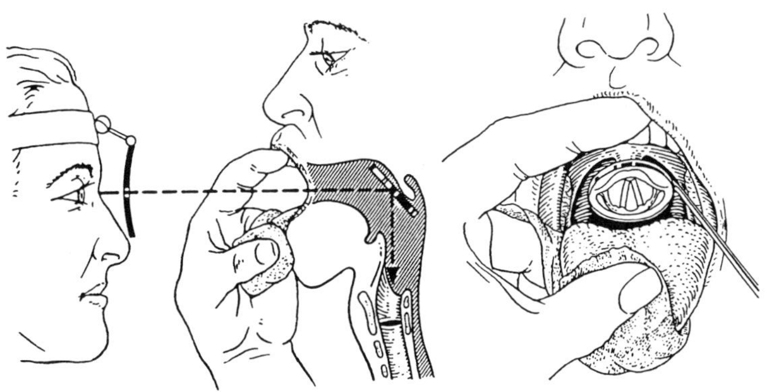

Abb. 34. Kehlkopfspiegelung.

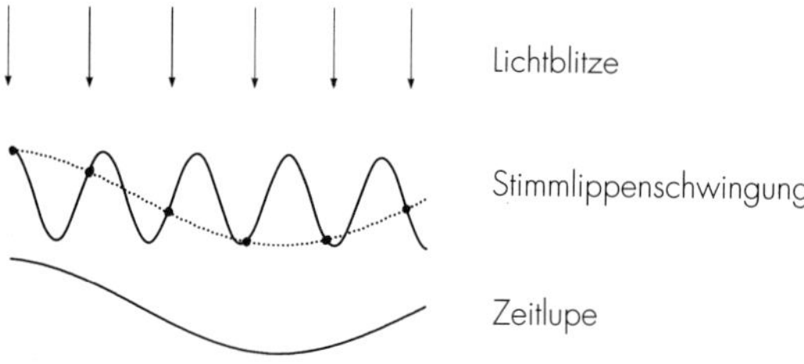

Abb. 35. Prinzip der Stroboskopie.

und dem Grad der Heiserkeit) und den auslösenden Ursachen. Die Stimme kann sich z. B. bei einem Kehlkopfkrebs und bei einer funktionellen Stimmstörung sehr ähnlich anhören, während sich die Stimmen von zwei Patienten mit funktioneller Stimmstörung stark unterscheiden können (s. Abb. 38). Nur durch das Anhören oder auch durch die apparative Analyse der Stimme kann keine Diagnose gestellt oder auf die zugrunde liegenden Ursachen geschlossen werden. Dies ist nur durch eine Kehlkopfspiegelung und Stroboskopie möglich. Es ist daher unbedingt erforderlich, bei jeder *länger als drei Wochen* andauernden Heiserkeit eine solche Untersuchung des Kehlkopfes vorzunehmen, um gezielte Therapiemaßnahmen einleiten zu können und um nicht die Entwicklung gefährlicher Erkrankungen zu übersehen.

Als Ursache funktioneller Stimmstörungen kommen verschiedenste Faktoren in Frage:

- Ein falscher Stimmgebrauch und stimmschädigende Angewohnheiten, wie Atemfehler, Räuspern, harter Stimmeinsatz, gepreßte Stimmgebung, nachlässige Artikulation etc.
- Stimmüberlastung durch zu starke stimmliche Anstrengung, durch zu langes oder zu lautes Sprechen.

- Angeborene verminderte stimmliche Leistungsfähigkeit (Konstitution).
- Psychische Ursachen: seelische Belastungen, Streßzustände, neurotische Konfliktverarbeitung u.a.

Meist führt erst das Zusammentreffen mehrerer Ursachen zur Entwicklung einer langdauernden Stimmstörung. Eine Kehlkopfentzündung kann z. B. zum Ausgangspunkt einer bleibenden Stimmschädigung werden, wenn während der bestehenden Entzündung die Stimme nicht geschont wird, sondern versucht wird, »mit Kraft« weiter zu sprechen. Es bauen sich dann sekundäre funktionelle Störungen auf, die lange bestehen bleiben können, auch wenn die auslösende Ursache – in diesem Beispiel die Entzündung – bereits abgeklungen ist. Desgleichen kann eine konstitutionell schwache Stimme bereits durch eine vergleichsweise geringe Stimmbelastung überfordert werden bzw. auf den geringsten Stimmißbrauch mit langdauernder Heiserkeit reagieren.

Stimmlippenknötchen

Lang dauernde funktionelle Abweichungen können ihrerseits zu einer Schädigung von Schleimhaut und Bindegewebe der Stimmlippen führen. Es kommt zum Auftreten von sogenannten *sekundären organischen Veränderungen* wie Schwellungen der Stimmlippenschleimhaut, Polypen an den Stimmlippen und vor allem Stimmlippenknötchen (Abb. 36). Insbesondere *Stimmlippenknötchen* entstehen typischerweise durch länger dauernde Überlastung der Stimmlippen bei Stimmißbrauch. Sie treten einerseits im Kindesalter zwischen 5 und 8 Jahren auf, hier vorzugsweise bei Knaben, und haben dann einen zweiten Häufigkeitsgipfel etwa um das

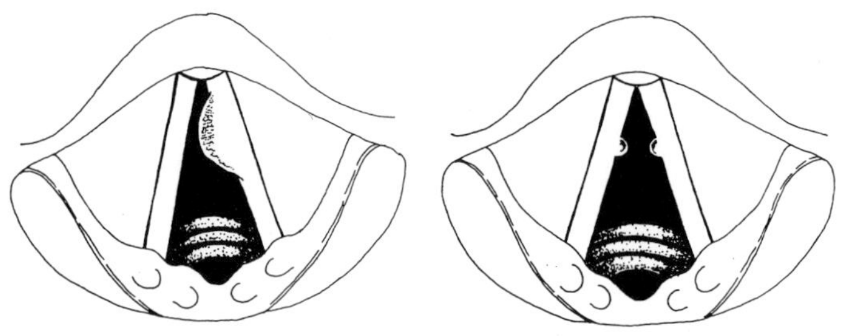

Abb. 36. a Polyp auf der rechten Stimmlippe, **b** Stimmlippen-
knötchen.

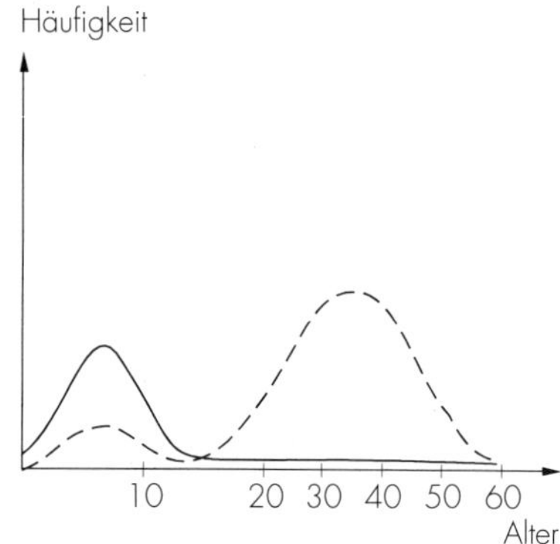

Abb. 37. Alters- und Ge-
schlechtsverteilung von
Stimmlippenknötchen
(*durchgezogene Linie*:
männlich, *gestrichelt*:
weiblich).

35. Lebensjahr herum (Abb. 37), in diesem Fall aber
praktisch ausschließlich bei Frauen. Im Kindesalter wer-
den sie Schreiknötchen, im Erwachsenenalter auch Sän-
gerknötchen genannt.

Aufgrund der meist über Jahre verlaufenden und
vielschichtigen Entwicklung von Stimmstörungen ist eine
erfolgreiche Therapie in jedem Einzelfall notwendig, um
die Störung ganzheitlich zu betrachten und zu analysie-
ren. Je nach Ergebnis dieser Analyse muß dann vom
Phoniater eine Therapie zusammengestellt werden, wo-
bei medikamentöse (z. B. Antibiotika), chirurgische (z. B.
Mikrochirurgie des Kehlkopfes), physikalische (z. B. In-

halation), logopädische (Stimmübungsbehandlung) und psychotherapeutische Verfahren in genauer zeitlicher Abfolge dem Einzelfall individuell angepaßt werden müssen. Nicht die Stimmstörung, sondern die *stimmgestörte Person* muß behandelt werden. Einseitige Behandlungen bringen daher meist nur eine kurze Besserung.

◼ Akustische Ursachen

Nur eine regelmäßige, periodisch ablaufende Schwingungsbewegung an den Stimmlippen führt zur Erzeugung eines reinen Stimmklanges, d. h. einer akustischen Struktur mit Grund- und Obertönen ohne Geräuschanteile. Jede Stimmstörung, sei sie organisch oder funktionell bedingt, führt letztlich zum Auftreten von unkoordinierten Bewegungen, d. h. zu einem nicht mehr optimalen Zusammenspiel der Muskeln im Bereich des Kehlkopfes, aber auch in der Abstimmung zwischen Atemstrom, Kehlkopfwiderstand und Einstellung des Ansatzrohres.

Die Folge ist einerseits das Auftreten aperiodischer Stimmlippenschwingungen, andererseits das Entweichen unmodulierter Atemluft bei unvollständigem Stimmbandschluß. In beiden Fällen kommt es zum Auftreten von *Geräuschkomponenten* im Stimmklang. Im ersten Fall dadurch, daß aperiodische Schwingungen physikalisch einem Geräuschcharakter entsprechen, im zweiten Fall, daß beim Entweichen von Luft durch einen engen Glottisspalt die Strömung der Luftröhre turbulent wird und dabei ein Geräusch erzeugt. Der Klangeindruck ist in den beiden Fällen ein etwas anderer: Im Falle des Auftretens von Aperiodizitäten spricht man von einem eher *rauhen-gepreßten* Stimmklang, im Falle der Überlage-

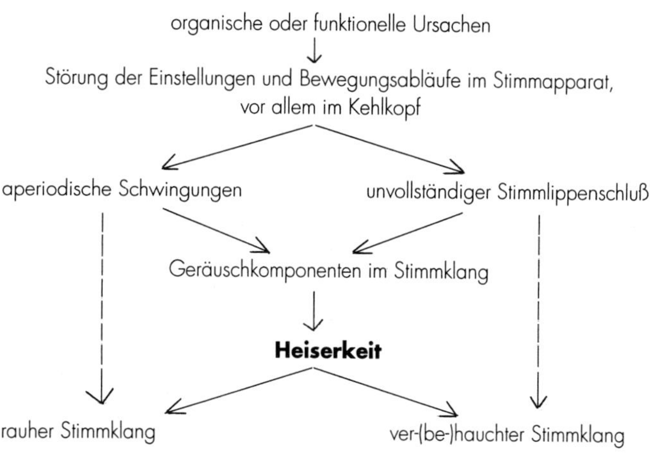

Abb. 38. Akustische Ursachen der Heiserkeit.

rung durch ein Strömungsgeräusch von einem *be- oder verhauchten* Stimmklang (Abb. 38).

In der Medizin werden für die Diagnostik von Stimmstörungen elektroakustische Verfahren zur Heiserkeitsanalyse eingesetzt. Eines dieser Verfahren, die sogenannte *Periodizitätsanalyse*, vergleicht die Wellenlänge, die Amplitude und die Wellenform der Einzelschwingungen miteinander. Man erhält damit ein Maß für die Regelmäßigkeit bzw. die Unregelmäßigkeit der Glottisschwingung. Ein anderes, weit verbreitetes Verfahren ist die Spektralanalyse in Form der *Sonagraphie*. Sie ist das älteste routinemäßig in der Diagnostik und Therapie von Stimm- und Sprachstörungen angewandte Verfahren. Der Ausgangspunkt war der Wunsch der Kriminologen, ähnlich Fingerabdrücken auch »Stimmabdrücke« anfertigen zu können. Eine Stimme sollte durch unverwechselbare Erkennungsmerkmale eindeutig charakterisiert werden (Abb. 39). Diese Hoffnung wurde zwar weitgehend enttäuscht, die Sonagraphie hat sich jedoch in der Pho-

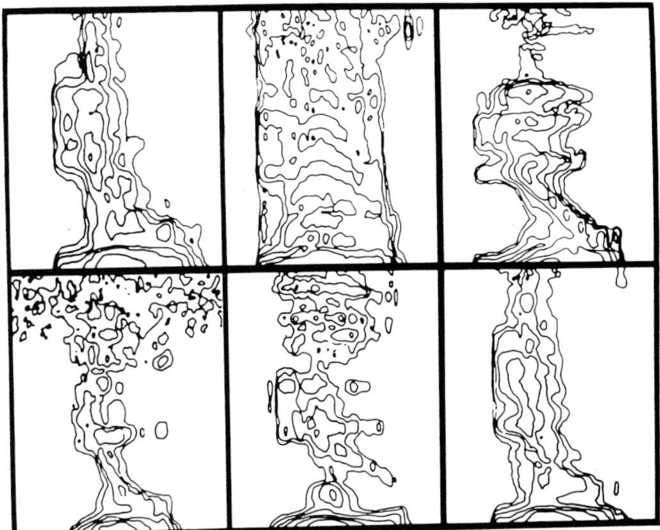

Abb. 39. Stimmabdrücke von verschiedenen Personen (Bild 1 und 6 stammen von derselben Person).

niatrie als wertvolles und unverzichtbares Hilfsmittel erwiesen. Dabei wird mittels einer Fourier-Analyse (s. Physikalischer Anhang) das komplexe Schallsignal in seine Einzelkomponenten, d. h. Teiltöne und Geräuschanteile, nach dem zeitlichen Verlauf sowie nach der Intensität dieser einzelnen Anteile zueinander zerlegt. Dies ermöglicht eine objektive und quantitative Analyse des Stimmschalles. Das Sonagramm (Abb. 40) zeigt die wesentlichen Komponenten eines Schallereignisses, nämlich Frequenz und Intensität in ihrer zeitlichen Entwicklung.

Eine *normale klare Stimme* ist durch einen stabilen Grundton und durch eine regelmäßige Reihe von Obertönen bis in den höheren Frequenzbereich ohne Geräuschkomponenten gekennzeichnet. Liegt eine *sehr geringe Heiserkeit* vor, treten in den Formantregionen der Vokale kleine Geräuschanteile auf. Nimmt die Heiser-

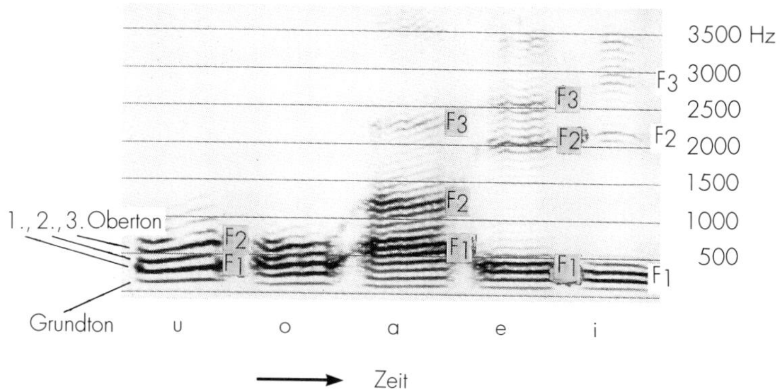

Abb. 40. Sonagramme der Grundvokale einer männlichen Normalstimme mit einer Grundfrequenz von 100 Hertz. Der Grad der Schwärzung zeigt die Intensitäten der Teiltöne an. Diese ist in den Formantregionen besonders hoch (F_1, F_2, F_3).

keit weiter zu, treten leichte zusätzliche Geräusche im höheren Frequenzbereich (oberhalb von 3000 Hz) auf. Da die Vokale »e« und »i« einen hohen zweiten Formanten haben, treten bei diesen die ersten Geräuschbänder auf. Bei einer *mittelgradigen Heiserkeit* gewinnen die Geräusche über 3000 Hz an Energie und Ausdehnung, die zweiten Formanten von »i« und »e« sind von Geräuschkomponenten vollständig überdeckt. Bei einer *starken Heiserkeit* zeigt sich, daß die zweiten Formanten von »a«, »e« und »i« durch Geräuschanteile ersetzt sind, aber auch im Bereich der ersten Formanten von »a«, »o« und »u« sind kaum noch harmonische Anteile nachweisbar, zusätzlich erscheinen hochfrequente Geräuschbänder (Abb. 41).

Als weitere Folge eines nicht optimalen Schwingungsablaufes im Kehlkopf wird der eingesetzte Energieaufwand, d. h. der Ausatemstrom, nicht optimal in akustische Energie umgesetzt. Der Stimmapparat muß dadurch mehr Arbeit leisten, ermüdet früher bzw. wird

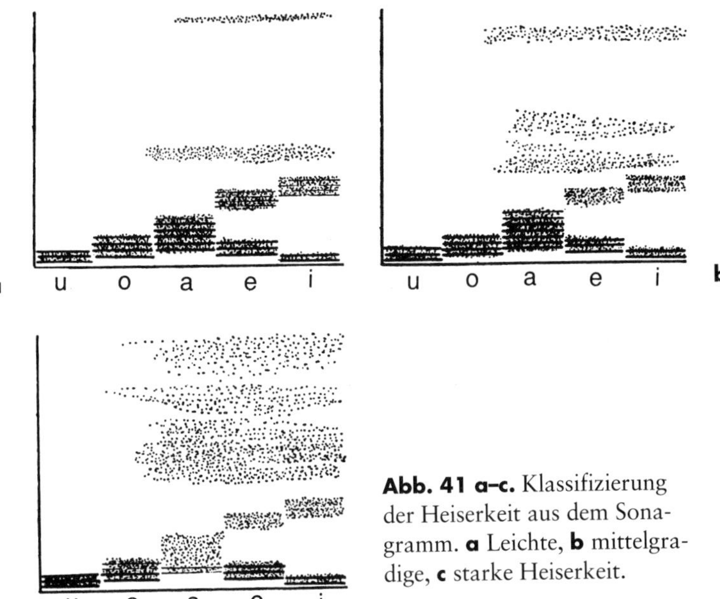

Abb. 41 a–c. Klassifizierung der Heiserkeit aus dem Sonagramm. **a** Leichte, **b** mittelgradige, **c** starke Heiserkeit.

früher überfordert. Eine Stimmausbildung, insbesonders eine sängerische Ausbildung, zielt im wesentlichen auf die Verbesserung der neuromuskulären Abstimmung des gesamten Stimmapparates ab und führt damit nicht nur zu einer »schönen«, sondern auch zu einer ökonomischen Stimmproduktion und damit zu einer leistungsfähigeren Stimme (s. Kap. 6).

Stimmhygiene

Wichtiger als die Behandlung wäre die Verhütung des Auftretens von Stimmstörungen. Dies betrifft besonders Personen, deren berufliche Existenz von ihrer stimmlichen Leistungsfähigkeit abhängt. Nicht selten stellt sich z. B. nach Abschluß eines Lehramtstudiums heraus, daß die Stimme den täglichen Anforderungen des Berufes nicht gewachsen ist, und nicht immer kann auch mit einer konsequenten und langdauernden phoniatrisch-logopädischen Behandlung eine für den Beruf ausreichende Kompensation der Störung erreicht werden. Es wäre daher gerade vor dem Ergreifen eines Stimmberufes äußerst wichtig, eine stimmliche Tauglichkeitsuntersuchung durchzuführen und während der Ausbildung eine ausreichende Stimm- und Sprecherziehung zu absolvieren.

Freie Atmung

Die Grundlage jeder ungestörten Stimmproduktion ist eine freie Atmung. Bei Behinderung der Atmung, etwa durch eine eingeschränkte Nasenatmung, durch eine Behinderung der Zwerchfell- und Brustraumbeweglichkeit, wie z. B. durch einengende Kleider (Abb. 42), oder durch eine falsche Haltung ist die freie Stimmproduktion beeinträchtigt. Viel Bewegung in frischer Luft und sportliche Betätigung begünstigen eine gute Atmung.

Da nur der Ausatemstrom zur Stimmerzeugung verwendet wird, ist ein Sprechen während des Einatmens in jedem Fall zu vermeiden. Häufig besteht das Gefühl, zu wenig Luft für das Sprechen zu haben, und ein typischer Atemfehler besteht darin, immer tiefer einzuatmen und nach Luft zu schnappen (»Schnappatmung«). Die Ursache für diesen Zustand ist keine zu geringe Einatmung, sondern eine gestörte Atemkoordination, wobei durch zu geringe Ausatmung der Brustkorb nicht wieder in die Ruheposition zurückkehren kann.

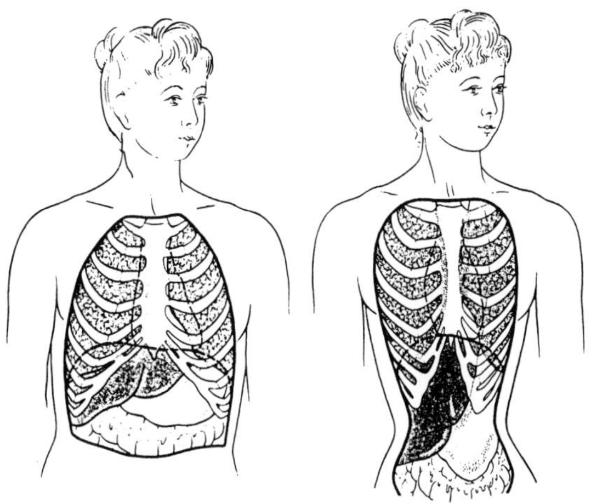

Abb. 42. Schnürleib einer Sängerin um 1890.

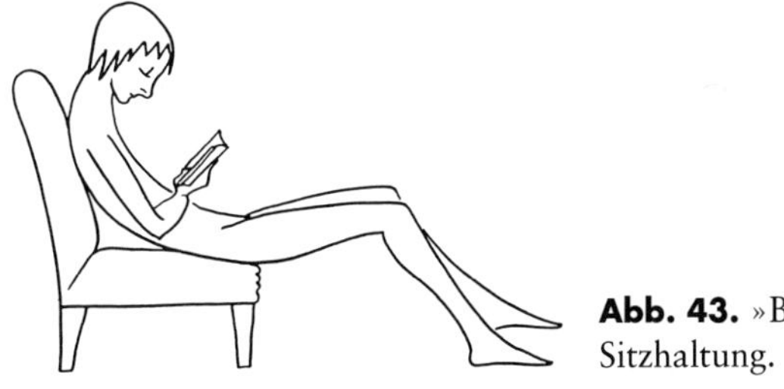

Abb. 43. »Bequeme« Sitzhaltung.

Körperhaltung und Stimme

Eine korrekte Körperhaltung unterstützt das Zusammenspiel von Atmung und Stimme und wirkt sich positiv auf die Grundspannung der gesamten Körpermuskulatur aus. Sie gewährleistet die für das Sprechen erforderliche Arbeitsspannung, ohne zu Verspannungen zu führen. Daneben hilft die richtige Körperhaltung auch, die notwendige innere Haltung und Einstellung zu finden, die für den Kontakt mit dem Zuhörer erforderlich ist.

Der Sprecher sollte ruhig auf beiden Füßen stehen, ohne die Schultern hochzuziehen. Der Kopf sollte sich aufgerichtet gerade über der Brust befinden. Wichtig ist eine normale Wirbelsäulenkrümmung. Eine solche unverspannte Haltung mit normaler Wirbelsäulenkrümmung ist eher im Stehen einzunehmen, wogegen die Gefahr einer schlechten Haltung beim Sitzen deutlich größer ist (Abb. 43). Bei Stimmproblemen ist es daher günstig, eher im Stehen vorzutragen.

■ Übermäßiger Stimmgebrauch

Ein zu häufiger und übermäßiger Stimmgebrauch schädigt den Stimmapparat, wobei man von einer normalen Belastbarkeit von täglich 6 Stunden Sprechen ausgehen kann. Es ist daher wichtig, nach einer Stimmbelastung eine ausreichende *Stimmerholung* einzuhalten. Bei bereits bestehender Stimmstörung sollte die Stimmbelastung nur auf die unmittelbar notwendigen Anforderungen beschränkt werden, was z. B. durch eine Einschränkung der Stimmanforderung im privaten Bereich erreicht werden kann.

Entscheidend für die ermüdungsfreie Stimmproduktion ist die individuell angepaßte Stimmtonhöhe und Lautstärke. Besonders stimmschädigend ist eine ständig zu hohe Sprechtonhöhe, da dies zu muskulären Verspannungen im Kehlkopf führt und dadurch die Stimmlippen schädigt (Gefahr der Bildung von Stimmlippenknötchen). Eine zu hohe Sprechstimmlage wird oft automatisch bei psychischer Belastung, Streß oder beim Sprechen im Lärm eingenommen.

Sprechen im Lärm

In einer solchen Situation nimmt natürlich auch die Stimmlautstärke zu. Diese Steigerung sowohl von Lautstärke als auch Tonhöhe erfolgt reflektorisch. Sie ist daher fürs erste gar nicht zu beeinflussen und stellt eine enorme Stimmbelastung dar. Sprechen im Lärm sollte daher möglichst vollkommen unterbleiben. Ist dies nicht zu vermeiden, sollte anstelle einer Erhöhung der Lautstärke die Verständlichkeit durch deutlichere Artikulation verbessert werden. Dadurch kann die Tragfähigkeit der Stimme erhöht werden, so daß bei gleicher Lautstärke die Duchdringungsfähigkeit im Lärm zunimmt.

Sprechtempo

Stimmschädigend ist auch ein zu hohes Sprechtempo mit zu wenig Pausen. Durch gute rhythmische Gliederung mit ausreichenden Pausen kann der Stimmapparat die notwendigen Einstellungen ohne Zeitdruck und damit exakt vornehmen. Dabei kann auch der Sprecher seine Gedanken ordnen, und nicht zuletzt der Zuhörer dem Gesagten folgen. Häufiges, manchmal gewohnheitsmäßig fixiertes Räuspern und Husten stellt eine erhebliche Kehlkopfbelastung dar und schadet ebenfalls.

Seelische Spannungszustände

Der enge Zusammenhang zwischen Stimme und Stimmung ist evident und drückt sich auch in der Umgangssprache aus: »es schnürt einem die Kehle zu«, »da bleibt einem die Stimme weg« etc. Der Kehlkopf reagiert sehr empfindlich auf seelische Spannungszustände mit muskulären Verspannungen. Psychische Belastungszustände, Streß- und Konfliktsituationen, übermäßige Leistunganforderungen in Beruf und/oder Familie können zu Stimmstörungen führen. Auch die Angst vor einem Stimmversagen kann dafür ein Auslöser sein. Günstig dagegen ist eine regelmäßige Lebensweise mit ausgeglichenem Lebens- und Schlaf-/Wachrhythmus sowie ein gleichmäßiger Wechsel von Belastungs-und Entlastungsphasen, Spannungs- und Entspannungsperioden, bewegungsreiche und sportliche Lebensführung, d. h. alle Maßnahmen für eine gesunde und ausgeglichene Psyche. Die Einnahme von Psychopharmaka kann wohl eine eventuell vorhandene »(Ver-)spannung« reduzieren, aber meist nicht die Ursache dafür beheben.

Ernährung

Für eine gute Stimme werden zahlreiche Ernährungsrezepte angeboten, »Wundermittel« gibt es allerdings keine. Ist jedoch eine stimmlich geforderte Person überzeugt, daß bestimmte Nahrungsmittel die stimmliche Leistung günstig beeinflussen, so kann dies durchaus zutreffen. Die zum Teil fast ritualisierte Anwendung bestimmter Hilfsmittel und Substanzen, vor allem bei Sängern, kann eine wichtige psychologische Stütze sein und die geistige Einstellung erleichtern.

Demgegenüber gibt es aber viele für den Stimm- und Sprechapparat *schädliche Substanzen,* die allgemein vermieden werden sollten. Das Rauchen und der Aufenthalt in verrauchten, staubigen Räumen führt zu einer nachhaltigen Schleimhautschädigung, ebenso sehr kalte, heiße oder scharfe Getränke und Speisen.

Hochprozentiger Alkohol führt neben einer starken Schleimhautreizung zur Verschlechterung der fein-

und grobmotorischen Koordination. Besonders stimmschädigend wirkt sich die häufige Kombination Nikotin, Alkohol, scharfe Speisen und Getränke bei gleichzeitiger Stimmbelastung aus.

Medikamente

Weitere Beeinträchtigungen der Stimme können sich aus regelmäßiger Medikamenteneinnahme ergeben, da zahlreiche Medikamente Nebenwirkungen haben, die sich auch auf die Stimme auswirken können. Die stärksten Folgen für die Stimme können durch *Hormonpräparate* bei Frauen ausgelöst werden. Bei der Zufuhr von männlichen Geschlechtshormonen oder von Präparaten, die Abkömmlinge solcher Hormone enthalten, kann es bei der Anwenderin zu einer meist irreversiblen Stimmvermännlichung kommen (s. Kap. 3). Diese Hormonpräparate werden teilweise kontrolliert eingesetzt, z. B. bei Wechselbeschwerden von Frauen, zum Teil auch unkontrolliert als Dopingmittel.

Die am häufigsten verwendete Gruppe von Hormonpräparaten sind die Ovulationshemmer – die »Pille«. Diese besteht aus einem Gemisch aus den beiden weiblichen Geschlechtshormonen Östrogen und Gestagen. Lange Zeit wurde insbesondere von gesangspädagogischer Seite ein negativer Einfluß auf die Stimmqualität von Sängerinnen, die solche Ovulationshemmer einnehmen, behauptet. Dies sollte vorwiegend die hohen Töne betreffen und ist daher vor allem für Sopranistinnen von Bedeutung. Ein solcher negativer Effekt auf die Stimmqualität kann für die modernen Pillenpräparate, die in der Zusammensetzung qualitativ anders und wesentlich niedriger dosiert sind als die Anfangspräparate, weitgehend ausgeschlossen werden.

Eine besonders häufige Nebenwirkung diverser Medikamente ist eine *Trockenheit* der Kehlkopfschleimhaut. Oft übersehen wird, daß auch salzreiche Ernährung und zu wenig Flüssigkeitsaufnahme ebenso zu einer Trockenheit der Schleimhäute führen. Umgekehrt ist eine ausreichende Flüssigkeitszufuhr, d. h. ausreichend trinken und eine genügende Befeuchtung der Atemluft, das effektivste Mittel, die Schleimhäute zu befeuchten.

Sehr häufig werden Medikamenteninhalationen mit verschiedenen Inhaltsstoffen bei Lungenkrankheiten verschrieben. Diese müssen, bevor sie in die Lunge kommen, auch den Kehlkopf passieren und ein Teil der Wirkstoffe lagert sich auch im Kehlkopf und an den Stimmlippen ab. Sie können hier ebenfalls zu Reizerscheinungen, Schwellungszuständen und Stimmstörungen führen.

Auf jeden Fall *muß* jede länger als drei Wochen dauernde Heiserkeit fachärztlich abgeklärt werden. Aus der Art und dem Grad der Heiserkeit kann nicht auf die zugrunde liegenden Ursachen geschlossen werden. Liegen funktionelle Ursachen vor, muß mit dem Stimmtherapeut ein individuell abgestimmtes Programm erstellt werden. Nur durch regelmäßiges Üben kann die Umsetzung von der Übungs- in die Alltagssituation erreicht werden.

Diagnose und Therapie häufiger Stimmerkrankungen

Der ungeheure Fortschritt in der Diagnostik durch die Einführung des Kehlkopfspiegels durch *Türck* und *Czermak* wurde von *L. Schrötter von Kristelli*, dem Lei-

ter der weltweit ersten laryngologischen Klinik in Wien,
1880 folgendermaßen beschrieben:

Kein junger Arzt der Jetztzeit kann sich eine Vorstellung
machen von dem Jammerzustande, der in der Zeit vor der
Erfindung des Kehlkopfspiegels herrschte, von der beschä-
menden Hilflosigkeit, in der wir uns dem Kranken gegen-
über befanden. Tausende von Menschen sind dahingegan-
gen, denen wir nicht helfen konnten! Wie ist das jetzt
anders geworden!

Mit dem *Kehlkopfspiegel* konnten nicht nur Kehl-
kopf- und Stimmerkrankungen diagnostiziert, sondern
es konnte auch am Kehlkopf operiert werden. Die
Hauptschwierigkeit dieser neuen Eingriffe lag jedoch in
der noch nicht vorhandenen Möglichkeit, durch geeigne-
te Narkoseverfahren den Würgereiz auszuschalten. Die
Patienten mußten durch Tage und Wochen hindurch
trainiert werden, den heftigen Würgereflex beim Einfüh-
ren des Instrumentes nach und nach zu meistern und sich
trotz der Erhaltung der Empfindlichkeit die Berührung
im Kehlkopfinneren und die darauffolgende operative
Manipulation gefallen zu lassen. Trotzdem verlangte die-
se Technik eine unglaubliche Schnelligkeit und Geschick-
lichkeit des operierenden Laryngologen, wie sie in einem
zeitgenössischen Dokument beschrieben wird:

Und diese Kunst, die ein blitzartiges und doch sicheres Zu-
greifen erforderte, ... habe ich ... eine königliche Kunst ge-
nannt, die ihresgleichen in keinem anderen der medizini-
schen Fächer fand.

Dies änderte sich erst durch die Einführung des
Kokains als lokal wirksames Mittel zur Ausschaltung
des Würgereizes und des Schmerzes. Auch *Sigmund
Freud* experimentierte, allerdings aus anderer Intention,
zu dieser Zeit mit Kokain und er hat dies in einer eigenen
wissenschaftlichen Arbeit »Über Coca« veröffentlicht.

Damit war der Grundstein gelegt zu einer stürmischen Entwicklung in der Diagnostik und Therapie von Kehlkopfkrankheiten, die vor allem in der operativen Therapie immer größere Eingriffe und schließlich die erste Entfernung eines Kehlkopfes (wegen eines Kehlkopfkrebses) durch *Theodor Billroth* am 31. Dezember 1873 in Wien ermöglichte.

Einen entscheidenden Fortschritt in der Physiologie der Stimme war die Einführung des *Kehlkopfstroboskopes* durch den Münchner *M. J. Oertel* 1878. Damit erkannte man, daß die Stimmlippen nicht vertikal, d. h. in Richtung des Luftstromes schwingen, sondern in einer horizontalen Bewegung.

Zur genauen *Analyse der Stimmlippenschwingungen* und damit zur exakten Diagnose einer Stimmstörung stehen heute dem Phoniater zahlreiche weitere Untersuchungsverfahren zur Verfügung, wie die Aufzeichnung der Stimmlippenbewegungen durch die Messung des elektrischen Widerstands durch den Kehlkopf während der Stimmgebung.

Aufschlußreich sind auch Untersuchungen der *aerodynamischen Funktion* des Stimmsystems, also Messungen von Luftreservoir, Kraft der Lunge, Druck und Strömungsverhältnisse im Kehlkopf wie auch die Effizienz der Glottis bei der Kontrolle des Luftstroms. Erfaßt werden unter anderem auch der *Ton- und Lautstärkeumfang* der Stimme und die Dauer, die ein Ton gehalten werden kann. Diese diagnostischen Möglichkeiten nutzt man wiederum, um Funktionsstörungen und den Erfolg einer Behandlung zu erkennen. In speziellen Fällen kann man den Zustand der Muskeln im Kehlkopf durch Ableitung der *elektrischen Aktivität* mit feinen Elektroden messen.

Mit den verbesserten Kenntnissen über den Feinaufbau der Stimmlippen, die Schwingungsvorgänge im

Kehlkopf sowie der exakteren Diagnostik ergeben sich zunehmend mehr Möglichkeiten zur Behandlung von Kehlkopf- und Stimmerkrankungen.

Kehlkopfentzündung

Eine besonders häufige Ursache für Stimmprobleme ist die akute Kehlkopfentzündung, der sogenannte *Kehlkopfkatarrh*. Dieser entsteht im Rahmen eines unspezifischen viralen Infektes der oberen Luftwege, praktisch immer gemeinsam mit einer Entzündung der Nase und Nasennebenhöhlen, einer Entzündung des Rachens sowie einer Entzündung der Luftröhre und der Bronchien. Analog den Schleimhäuten in Nase, Rachen und Bronchien kommt es auch an den Stimmlippen zu einer Rötung und Schwellung der Schleimhaut. Dadurch ändern sich die schwingungsmechanischen Eigenschaften: Irregularitäten führen zum Auftreten von Geräuschanteilen und damit zur Heiserkeit. Durch die vermehrte Massebelastung wird die Stimme tiefer und die verdickten und geschwollenen Stimmlippen sind nur mit Mühe durch einen erhöhten Anblasedruck zum Schwingen zu bringen. Die Folge sind Stimmabbrüche und frühe Stimmermüdung, das Sprechen wird anstrengend oder sogar schmerzhaft.

Die wichtigste Maßnahme bei jeder Kehlkopfentzündung ist die Schonung des betroffenen Organes. Für den Kehlkopf heißt dies: *Nicht sprechen* bzw. so wenig sprechen wie möglich. Flüstern ist zu vermeiden, da Flüstern eine unphysiologische Form der Stimmgebung ist (s. Kap. 7) und durch eine Fehlbelastung des Kehlkopfes auf die Dauer stimmschädigend wirkt. Bei Sprechberufen sollte eine Freistellung während der Dauer der Krankheit angestrebt werden.

Unterstützend können *Inhalationen,* am besten mit milden Salzlösungen, angewendet werden. Bei Inhalationsgeräten ist zu beachten, daß nur ein grobtropfigfeuchtes Aerosol für den Kehlkopf und die oberen Atemwege geeignet ist. Dafür stehen Zerstäubergeräte zur Verfügung, während Feinvernebler, insbesondere Utraschallvernebler, nur für die Behandlung von Lungenerkrankungen geeignet sind. Vorsicht ist geboten bei sogenannten »Mittel gegen Halsbeschwerden«. Diese enthalten oft ätherische Öle (Menthol etc.), die zu Reizungen der Schleimhaut führen können. Auch die beliebte Kamille wirkt austrocknend auf die Schleimhäute.

Die unkomplizierte Kehlkopfentzündung bildet sich in zwei bis drei Wochen zurück, und bei entsprechender Schonung der Stimme verbleiben keine stimmlichen Veränderungen. Wird die Stimme jedoch während der Kehlkopfentzündung *überbeansprucht,* kann dies der Beginn für langdauernde – und ohne aufwendige Therapie nicht behebbare – Stimmschwierigkeiten sein. Häufige, in kurzen Abständen auftretende Heiserkeit und Stimmschwäche – insbesondere ohne andere entzündliche Symptome, wie Halsschmerzen, Schnupfen, Husten – deuten eher auf eine *funktionelle* Stimmstörung hin und nicht auf eine echte Kehlkopfentzündung. Dies trifft auch für eine völlige Stimmlosigkeit (Aphonie) zu, die, vor allem, wenn sie aus heiterem Himmel beginnt, sehr stark auf eine *psychogene Ursache* hinweist.

Behandlung von funktionellen Stimmstörungen

Bei funktionellen Stimmstörungen bzw. funktionell mitverursachten Störungen wird eine Stimmübungsbehandlung durchgeführt. Dazu gehört die gezielte Schulung der Stimme; der Betroffene kann lernen, besser zu atmen, die Stimme zu stützen und dadurch die Hals- und Kehlkopfmuskulatur zu entlasten. Insgesamt wird durch ein individuell angepaßtes Übungsprogramm eine Ökonomisierung der gesamten Stimmfunktion erreicht. Sogar manche organischen Veränderungen können sich nach einer solchen Stimmtherapie von selber zurückbilden, wenn sie sekundär durch funktionelle Veränderungen entstanden sind und wenn sie sich noch im Anfangsstadium befinden. Dies betrifft insbesondere die Stimmlippenknötchen, wie sie sich vor allem bei Stimmberufen öfter bilden.

Stimmverbessernde Chirurgie – Phonochirurgie

In bestimmten Fällen ist jedoch eine *Operation* nicht zu umgehen: Etwa bei Polypen und Zysten oder wenn sich die Knötchen trotz Stimmtherapie nicht zurückbilden. Glücklicherweise liegen die meist gutartigen Veränderungen oberflächlich. Um derartige Veränderungen an der Schleimhaut zu entfernen, sind sehr sensible mikrochirurgische, sogenannte phonochirurgische Verfahren entwickelt worden. Werden dabei die tieferen Schichten nicht verletzt, gibt es später keine Narben und die Stimme normalisiert sich. Solche stimmverbessernden Eingriffe können ohne äußeren Schnitt an der Halshaut durch den Mund vorgenommen werden. Der Arzt blickt durch ein *Laryngoskop* (ein starres Metallrohr) auf den Kehlkopf, der in einem Operationsmikroskop vergrößert erscheint (Abb. 44). So lassen sich mit winzigen chirurgischen Instrumenten präzise Operationen vornehmen. Man kann die Schleimhaut abheben, die Zyste oder Wucherung darunter entfernen und die Schleimhaut darüber wieder verschließen. Die minimale Verletzung ist nach einigen Tagen Stimmruhe verheilt und mit einer an-

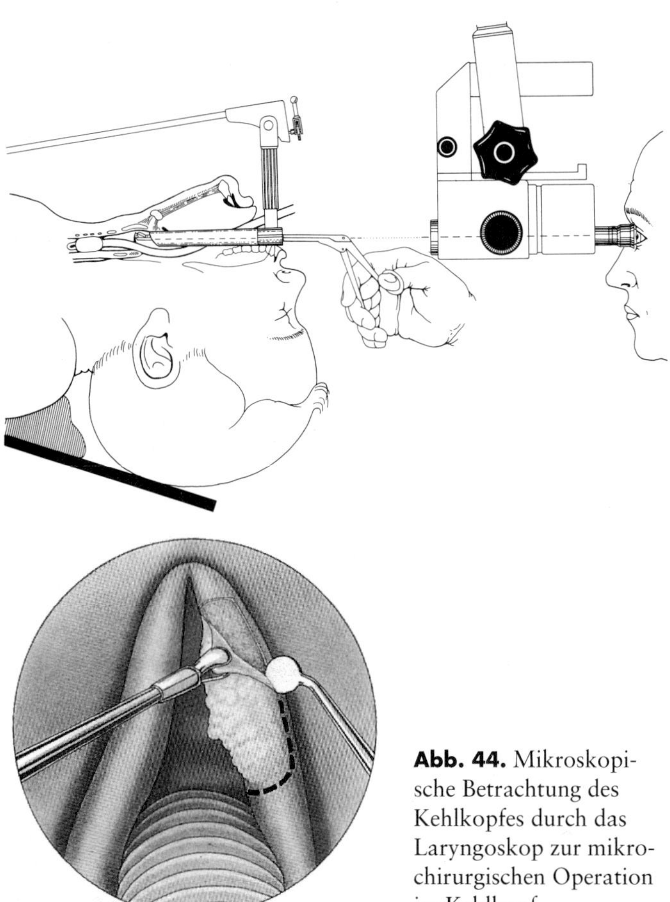

Abb. 44. Mikroskopische Betrachtung des Kehlkopfes durch das Laryngoskop zur mikrochirurgischen Operation im Kehlkopf.

schließenden logopädischen Übungsbehandlung kann man in praktisch allen Fällen eine Normalisierung bzw. deutliche Verbesserung der Stimme erreichen.

Auch wenn *Laser* oft als revolutionierende Hochtechnologieinstrumente in der Chirurgie gepriesen werden, sind sie für stimmverbessernde Kehlkopfoperationen nicht immer am besten geeignet. Bei den in der Kehlkopfheilkunde verwendeten Kohlendioxidlaser kommt es zu einer Hitzeschädigung auch des umgebenden Gewebes. Dadurch können auch Vernarbungen tieferer Schichten der Stimmlippen entstehen, wodurch in diesem Bereich die normalen Stimmlippenschwingungen aufhören. Die Folge ist eine permanente Heiserkeit. Bei manchen krankhaften Veränderungen ist der Laser jedoch von großem Nutzen. Erweiterte Blutgefäße lassen sich damit verschorfen und vor allem bei bestimmten Krebsgeschwüren des Kehlkopfes kann damit eine sehr schonende und für den Patienten viel weniger belastende Operationstechnik gewählt werden, als dies bei einer konventionellen Operation von außen der Fall wäre.

Kehlkopfentfernung

Manchmal ist es zur Heilung einer Krebserkrankung erforderlich, den Kehlkopf vollständig zu entfernen und die Luftröhre zur Aufrechterhaltung der Atmung in die Halshaut einzunähen. Nach völliger Entfernung des Kehlkopfes geht die Stimme zunächst verloren. Da aber das Ansatzrohr mit all seinen resonatorischen und artikulatorischen Funktionen erhalten geblieben ist, fehlt nur ein neuer Mechanismus, um mit Hilfe einer neuen Glottis einen Stimmklang zu produzieren. Dieser kann dann – wie bei normaler Stimmbildung – im Ansatzrohr die Modifizierung zum Sprachlaut erfahren.

Als Luftreservoir kann die Speiseröhre dienen. Der Kehlkopflose erlernt durch Übung, die Luft in die Speiseröhre aufzunehmen und sie in einer Art »Aufstoßen« wieder von sich zu geben. Eine neue Engstelle im Sinne einer Ersatzstimmritze bildet sich in Form einer Gewebsfalte im Rachen (Abb. 45). Die Ersatzstimme des Kehlkopflosen, die soge-

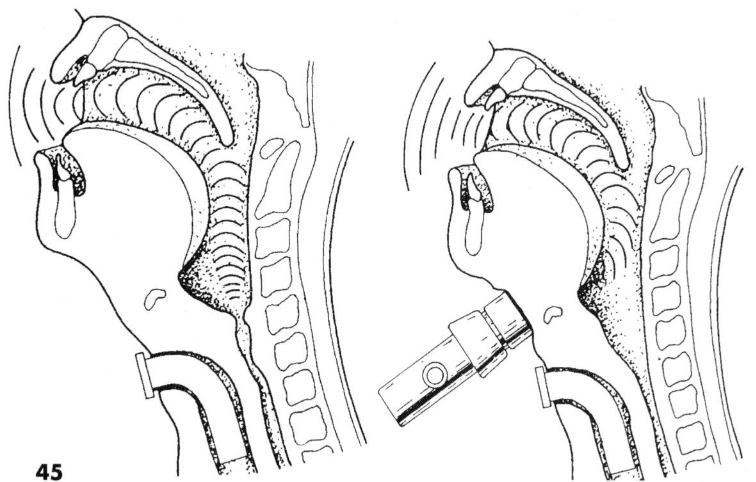

Abb. 45. Speiseröhrenstimme.

Abb. 46. Elektronischer Kehlkopf.

nannte *Speiseröhrenstimme*, ist rauh und tiefer als normal, ihre Modulationsfähigkeit ist eingeschränkt, jedoch ist sie ausreichend für eine normale lautsprachliche Kommunikation.

Daneben gibt es eine Reihe von technischen elektronischen Sprechhilfen: Beim sogenannten »*elektronischen Kehlkopf*« wird eine Membran von einem batteriebetriebenen Tongenerator zum Schwingen gebracht. Wird diese schwingende Membran an die Halshaut angepreßt, werden die Schwingungen durch die Halsweichteile in das Ansatzrohr weitergeleitet (Abb. 46). Dieser von außen eingestrahlte Klang kann durch die üblichen Artikulationsbewegungen zu hörbaren und verständlichen Sprachlauten ausgeformt werden. Die Sprache mit dem elektronischen Kehlkopf ist

normalerweise gut verständlich, klingt jedoch sehr
künstlich, »roboterhaft«. Der erste derartige elektronische Kehlkopf wurde 1940 in Amerika entwickelt und dort neben seiner Verwendung für
Kehlkopflose auch in Walt-Disney-Kinderfilmen
für Stimmen sprechender Spielzeuge eingesetzt.

Schon nach der ersten Kehlkopfentfernung durch
Theodor Billroth wurden Verfahren für eine *chirurgische Wiederherstellung* der Stimme versucht.
Für den ersten derartigen Patienten konstruierte
Carl Gussenbauer bereits einen *künstlichen Kehlkopf.* Trotz einer seit dieser Zeit nicht abreißenden
Serie von neu entwickelten Operationsmethoden
und neuen Erfindungen bis hin zum Versuch einer
Kehlkopftransplantation ist es bisher nicht gelungen, die hoch komplexe Funktionsweise dieses Organes auch nur annähernd zu ersetzen. Vor allem
scheitern die meisten derartigen Verfahren an der
bisher nicht gelösten Aufgabe, einerseits die tieferen Luftwege vor dem Eindringen von Speisen zu
schützen, andererseits eine ausreichend weite Öffnung für eine unbehinderte Atmung bereitzustellen. Der Einsatz eines kleinen Plastikventils zwischen Luft und Speiseröhre, eine sogenannte
Stimmprothese, ermöglicht es neuerdings nach dem
Zuhalten der Luftröhrenöffnung die Lungenluft in
den Rachen umzuleiten und damit zu einer besseren Stimmbildung zu kommen.

Kehlkopflähmungen

Neue Operationstechniken ermöglichen vor allem
bei Kehlkopflähmungen in vielen Fällen eine völlige
Stimmwiederherstellung. Dazu werden durch Eingriffe

am Kehlkopfskelett die Stimmlippen wieder in die ideale Stellung gebracht, so daß eine annähernd normale Schwingung möglich wird.

Auch *Verschiebungen der Stimmlage* lassen sich mit Operationen am Kehlkopfskelett erreichen. Die Stimmlage wird höher, wenn man Schild- und Ringknorpel einander annähert, weil sich die Stimmlippen dadurch verlängern und mehr spannen. Es ist ebenso möglich, sie zu verkürzen und ihre Spannung herabzusetzen. Der Ausgang eines solchen Eingriffes läßt sich nicht so genau vorhersagen, daß er für Sänger oder Schauspieler zur Korrektur der Stimmlage geeignet wäre. Er eignet sich aber, um Anomalien zu beheben oder auch um die Stimmlage nach einer operativen Geschlechtsumwandlung dem neuen Persönlichkeitsbild anzugleichen.

Entsprechend den *mehrdimensionalen Ursachen* von Stimmstörungen bedarf es für eine erfolgreiche und effektive Behandlung praktisch in allen Fällen eines *kombinierten Vorgehens*. Durch die Auswahl und Kombination der geeignetsten Therapieverfahren, vor allem aber auch durch ein interdisziplinäres Zusammenarbeiten von Stimmärzten, Stimmtherapeuten, Gesangspädagogen, Sprecherzieher und anderen läßt sich in vielen Fällen eine völlige Wiederherstellung der stimmlichen Leistungsfähigkeit erreichen. Die absolute Voraussetzung ist jedoch die ausreichende Motivation von seiten des Betroffenen, die meist lang dauernde Behandlung aktiv mitzumachen, und die Bereitschaft zu oft grundlegenden Veränderungen, nicht nur der Stimmgewohnheiten, sondern auch des persönlichen Lebensstils.

6 Die Singstimme

Bei gutem Gesang ist das Minimum
stets das Optimum.
M. MacKenzie, 1886

Die Ausbildung der Sprache stellt einen der wichtigsten Meilensteine in der Menschheitsgeschichte dar. Hand in Hand mit der Entwicklung der Sprache ging aber auch die Verwendung des Sprechsystems als Singorgan. Es gibt keine Kultur, in der nicht dem Gesang eine Bedeutung beigemessen wurde: z. B. als gottesdienstliches Ritual, als Darbietung zur Unterhaltung eines Publikums oder einfach als persönlicher Ausdruck von Gefühlen.

Wodurch unterscheidet sich eine Sing- von einer Sprechstimme?

Um diese Frage zu untersuchen, müssen wir zuerst eine Eingrenzung vornehmen, denn die verschiedenen Kulturkreise verfügen auch über unterschiedliche Singformen. Selbst innerhalb eines Kulturkreises kann es Gegensätze geben, bei uns etwa zwischen den Anhängern klassischer Opernmusik und den Fans von Hardrock. Wenn also im folgenden von einer ausgebildeten Singstimme gesprochen wird, so ist damit eine im westlichen, italienischen (bel canto) Stil geschulte Stimme eines Opern-, Oratorien- und Liedsängers oder -sängerin ge-

meint. Die Frage ist somit dahingehend eingeschränkt:
Was macht die Eigenheit und Schönheit einer Stimme ei-
nes *Placido Domingo* oder einer *Agnes Baltsa* aus im
Vergleich zu einer *Durchschnittsstimme?*

Es ist jedem klar, daß ein Unterschied besteht,
selbst Unmusikalische können eine ausgebildete Stimme
von der eines Laien unterscheiden. Fragt man nach dem
Unterschied, so erhält man folgende Attribute einer aus-
gebildeten Stimme: »voller, lauter, tragfähiger, schöner,
schwerer«. Ist dieser Unterschied jedoch objektiv meß-
bar, durch physikalische Größen bestimmbar? Wenn das
möglich ist, können wir fragen, wodurch dieser Unter-
schied entstanden ist.

Bevor wir auf die (möglichen) Unterschiede zwi-
schen einer ausgebildeten und einer normalen Singstim-
me eingehen, muß zuerst betont werden, daß sich eine
*nichtausgebildete, amateurhafte Stimme beim Singen
akustisch nicht von einer Sprechstimme unterscheidet,*
d. h. die Eigenschaften, die in Kap. 2 für die Sprechstim-
me besprochen wurden, gelten voll und ganz auch für die
normale Singstimme.

Stimmgattungen

Für den Sologesang hat sich eine Sechsteilung der
männlichen und weiblichen Singstimme durchgesetzt:
Baß, Bariton, Tenor, Alt, Mezzosopran, Sopran. In
Abb. 47 sind die durchschnittlichen Tonumfänge dieser
Stimmgattungen dargestellt, und man erkennt, daß die
Stimmlagen jeweils etwa um eine Terz verschoben sind.
Man kann noch feinere Unterschiede angeben, etwa bei
Chören zwischen erstem und zweitem Sopran, oder bei
Solosängern zwischen lyrischem und Heldentenor (eher
eine Unterscheidung nach Klangfarbe als nach Ton-

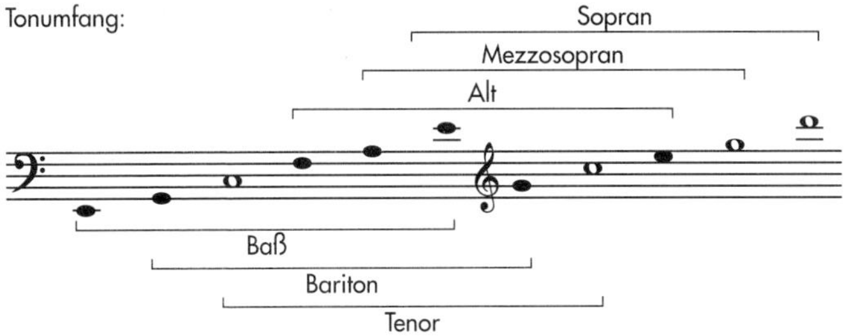

Abb. 47. Stimmgattungen der männlichen und weiblichen Stimmen und ihr durchschnittlicher Stimmumfang.

höhe). Wir wollen uns im folgenden auf die in Abb. 47 dargestellte Einteilung der Singstimmen beschränken.

Die *Klassifizierung* der Sängerstimme in Stimmgattungen und Stimmtypen ist vorwiegend auf die Darbietung von Opern- und Konzertwerken der Vergangenheit bezogen. Im Grunde ist jede Schematisierung unnatürlich, weil es fließende Übergänge gibt. Außerdem haben sich die künstlerischen Anforderungen an den zeitgenössischen Sänger stark geändert. Dennoch stellt diese Unterteilung einen brauchbaren Kompromiß dar, der den Erfordernissen der sängerischen Praxis entspricht. Vor allem zu Beginn der sängerischen Ausbildung ist es wünschenswert, die natürlichen Anlagen eines Studierenden zu kennen und die Unterrichtsmethodik darauf einzustellen.

Eine *Zuordnung* zu den einzelnen Stimmgattungen läßt sich nur aus der Kombination verschiedener Merkmale treffen (Tabelle 3). Manchmal bleiben auch bei Berücksichtigung mehrerer Merkmale Zweifel bestehen. Dann muß man die sängerische Entwicklung abwarten und erneut eine Überprüfung vornehmen. Dies trifft vor allem auf sehr junge Sänger zu, bei denen die in der Pubertät stattfindenden Umbauvorgänge des Kehlkopfes noch

Tabelle 3. Merkmale der verschiedenen Stimmgattungen.(Nach W. Pfau)

	Sopran	Alt	Tenor	Bariton	Baß
Stimmumfang		relativ klein		relativ klein	
Mittlere Sprechstimm-lage	höher als gis	tiefer als g^1	H–C	A–B	G–Gis oder tiefer
Obere Grenze des Brustregisters	Unterschiede nicht festzustelen meist $h–c^1$		f–fis	d–e	cis–d
Körpergröße	selten größer als 1,70 m		nicht größer als 1,80 m		selten kleiner als 1,70 m; meist größer als 1,75 m
Stimmlippenlänge (elastischer Teil)	unter 10 mm	über 12 mm	unter 14 mm		über 15 mm

nicht vollständig abgeschlossen sind. Es wird daher empfohlen, mit der Zuordnung der Stimmgattungen und einer intensiven künstlerischen Ausbildung bei Männern bis zum 18. und bei Frauen bis zum 16. Lebensjahr zu warten.

Es gibt gewisse Zusammenhänge zwischen Stimmgattungen und Körperbau. Bassisten besitzen meist eine hohe, eher dünne Gestalt, wogegen Tenöre selten über 1,75 m groß sind. Dies hängt damit zusammen, daß für die tiefe Baßstimme im allgemeinen längere Stimmlippen notwendig sind und daß die Größe des Kehlkopfes, damit auch die Länge der Stimmlippen, mit der Körpergröße in Zusammenhang stehen. Dasselbe gilt auch für Frauenstimmen: Altistinnen besitzen eher eine stärkere, Sopranistinnen eine zierlichere Statur.

Diese allgemeinen Regeln über die Zuordnung zu einer Stimmgattung sind im Einzelfall jedoch nicht immer verläßlich: Ein sehr großer, dünner Mann ist nicht von Haus aus ein Bassist, er kann auch eine Tenorstimme besitzen. Die Stimmgattung muß auch nicht während des gesamten Lebens erhalten bleiben.

Register

Wenn man, bei tiefen Tönen beginnend, eine aufsteigende Tonleiter singt, wird man merken, daß an einer bestimmten Stelle ein Übergang erfolgt, an dem sich das Klangbild ändert: Eine vorher volle Stimme geht über in eine klangärmere, dünnere Stimme. Auch das Gefühl dessen, wo die Stimme »sitzt«, welcher Körperteil den Ton stärker empfindet, ändert sich – bei den tiefen Klängen ist eher der Brustbereich angesprochen, die hohen Töne lokalisiert man eher im Kopfbereich.

Die Gesamtheit der Töne, die mit gleicher oder ähnlicher Klangfarbe gesungen werden können, wird *Re-*

gister genannt. Die Bezeichnung ist der Orgeltechnik entliehen, wo auch Töne gleicher Klangfarbe, etwa flöten- oder trompetenähnliche, in einem Register zusammengefaßt werden. Der Grund für die Ähnlichkeit der Töne in einem Register liegt bei der Orgel darin, daß die dazugehörigen Pfeifen denselben tonerzeugenden Mechanismus aufweisen und auch aus demselben Material bestehen.

Bei der Stimme ist der Ursprung des Registers etwas komplizierter. Dies zeigt sich schon darin, daß die Einteilung der menschlichen Stimme in Register weder in der Phoniatrie noch in der Gesangspädagogik einheitlich ist. Im folgenden sollen diejenigen Merkmale besprochen werden, in denen die meisten Autoren übereinstimmen:

Sowohl für Männer- als auch Frauenstimmen werden zwei Hauptregister unterschieden und nach den Resonanzempfindungen als *Brust-* bzw. *Kopfregister* bezeichnet. Bei den Männern wird der untere, größere Teil (etwa zwei Drittel) des Stimmumfangs von der Bruststimme erzeugt, der obere von der Kopfstimme. Bei Frauenstimmen dagegen wird oft weit mehr als die obere Hälfte des Stimmumfangs mit Kopfstimme gesungen.

Neben diesen zwei dominierenden Registern gibt es noch weitere:

Im hohen männlichen Tonbereich das *Falsett* (»falsche« Stimme), eine extrem dünne Männerstimme mit weiblichem Klangcharakter. Die Unterscheidung von diesem Register zur Kopfstimme ist nicht immer klar. Eine künstlerische Erweiterung der Falsettstimme findet sich bei Counter-Tenören – eine Gesangsart, die in letzter Zeit wieder in Mode gekommen ist.

Ein entsprechendes Register bei Frauen nennt man *Flageolett-* oder *Pfeifregister*, das üblicherweise von Koloratursängerinnen genutzt wird.

Auch an der unteren Grenze der Männerstimmen wird oft ein Register angefügt, das sogenannte *Strohbaßregister*, das äußerst tiefe Töne umfaßt.

Im Übergangsbereich, besonders zwischen Brust- und Kopfstimme, kommt es zu einer Überlappung: Töne können sowohl im Brust- als auch im Kopfregister gesungen werden. Es gibt Autoren, die hier ein weiteres »Mittelregister« einschieben, wir wollen aber der sogenannten Zweiregistertheorie folgen.

Die Ursache für den Registerwechsel von Brust- zur Kopfstimme ist hauptsächlich in der Funktionsweise des Kehlkopfes zu finden. Je höher der erzeugte Ton sein soll, desto straffer müssen die Stimmlippen gespannt sein (s. Kap. 2). Die Straffung der Stimmlippen kann aber im allgemeinen nicht kontinuierlich erfolgen, sondern bei einer bestimmten Stellung erfolgt ein schneller Wechsel von der Muskelstellung, die die Stimmlippen im unteren Tonbereich reguliert, zu einer anderen, welche die nun stärker gespannten Stimmlippen steuert. Dieses plötzliche Umkippen konnte sowohl an der Form, der Länge und Spannung der Stimmlippen, als auch an der Position der Kehlkopfknorpel sowie an der Stärke des erzeugten Luftstroms gemessen werden.

Bei der Bruststimme schwingen die Stimmlippen, d. h. die Stimmlippen schließen während eines bestimmten Zeitraums völlig. Bei der Kopfstimme ist ein Großteil der Stimmlippen straff gespannt, lediglich die Ränder sind noch beweglich (s. Abb. 17). Durch die geringere Masse der bewegten Teile können diese Randschwingungen viel schneller vor sich gehen, die Frequenz und damit der erzeugte Ton sind höher, allerdings schließen dabei die Stimmlippen nicht mehr völlig. Wie wir noch erfahren werden, ist aber eine längere Verschlußphase mit einem größeren Obertonreichtum verbunden, deshalb ist die Kopfstimme eine dünne, obertonarme Stimme.

Das Umschlagen zwischen Brust- und Kopfstimme kann manchmal verstärkt und bewußt eingesetzt werden, wie etwa beim Jodeln (s. Kap. 7). Im allgemeinen wird aber bei der ausgebildeten Sängerstimme ein hörbarer Registerwechsel als unschön empfunden, die Singstimme soll »nahtlos« von tiefen zu hohen Tönen übergehen. Der gute Sänger will den Anschein erwecken, als ob er in einem einzigen Register, einem *»Einregister«*, sänge.

Daher konzentriert man sich bei der Gesangsausbildung, den Übergang zwischen den Registern unhörbar zu machen, es zu keinem *»Registerbruch«* kommen zu lassen. Diese Fähigkeit wird als *Registerausgleich* bezeichnet, und sie bedarf einer intensiven Schulung: Der Registerwechsel muß frühzeitig eingeleitet werden, es darf z. B. nicht in der Bruststimme bis in den höchsten Bereich gesungen und dann erst in die Kopfstimme umgeschaltet werden. Spezielle Atemtechnik und Training der Kehlkopfmuskulatur durch entsprechende Singübungen bewirken, daß ein Stimmechanismus in einen anderen hinüber gleitet und nicht kippt.

■ Atmung und Atemstütze

Die Atmung als treibende Kraft der Stimme spielt natürlich auch beim Singen eine wichtige Rolle. Und so ist es nicht verwunderlich, daß Atemübungen bei der Gesangsausbildung einen großen Stellenwert besitzen: »Nur wer gut atmet, singt auch gut«.

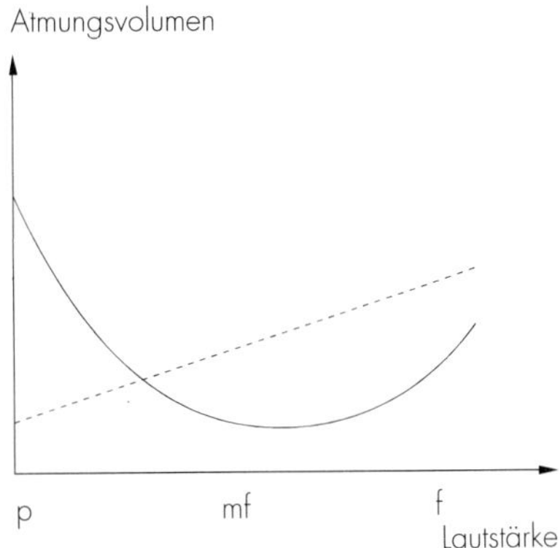

Abb. 48. Die Lautstärke in Abhängigkeit von der ausgeatmeten Luft für einen untrainierten (*gestrichelite Linie*) und einen ausgebildeten Sänger (*durchgezogene Linie*).

Durch Singen und insbesondere durch eine Gesangsausbildung wird die Kapazität und die Funktion der Lunge verbessert: Die Luftmenge, die nach maximaler Ausatmung eingeatmet werden kann bzw. die nach maximaler Einatmung ausgeatmete Luftmenge liegt über dem Durchschnitt von Nichtsängern. Auch die Residualluft, d. h. die Luft, die nach größter Ausatmung noch in der Lunge verbleibt, ist geringer als normal.

Bereits in den 30er Jahren dieses Jahrhunderts wurde die Stärke des Luftstroms aus der Lunge gemessen und ein interessantes Ergebnis festgestellt (Abb. 48).

Wurden Personen gebeten, von leise (p = piano) bis laut (f = forte) zu singen, zeigte sich ein großer Unterschied zwischen trainierten und untrainierten Sängern. Nichtsänger lieferten das erwartete Resultat, nämlich daß um so mehr Luft von der Lunge über Kehlkopf und Mundraum strömt, je lauter gesungen wird. Anders bei ausgebildeten Sängern: Von diesen wird am wenigsten Luft bei mittlerer Lautstärke benötigt, also in dem Bereich, in dem normalerweise gesungen wird. Sowohl bei lautem, besonders aber bei leisem Singen fließt mehr Luft pro Zeiteinheit aus dem Mundraum.

Dies ist der Erfolg einer Gesangsausbildung, die unter anderem auch dahin zielt, möglichst effizient, mit möglichst wenig Kraftaufwand zu singen. Geringer Kraftaufwand bedeutet aber minimaler Luftverbrauch. Die Stimmlippen sollen leicht, ohne große Muskelanstrengung und damit verbundener Verkrampfung (gepreßte Stimme) zu den gewünschten Schwingungen veranlaßt werden. Fließt zuviel Luft (»wilde« Luft), so wird die Stimme unrein, verhaucht.

Diese Beobachtungen zeigen aber bereits, daß die Atmung nicht gesondert, sondern nur in Wechselwirkung mit der Funktion der Stimmlippen betrachtet werden kann. Der Atemstrom regt die Stimmlippen zu Schwingungen an; diese wiederum bilden das Haupthindernis des Luftstroms und bewirken, daß sich unter dem Kehlkopf ein erhöhter Druck ausbildet.

Atemstütze

In diesem Wechselspiel muß auch die *Atemstütze (Appoggio)* gesehen werden, die Gesangspädagogen für ein effizientes Werkzeug betrachten, um die Lungenkapazität optimal zu nutzen und Atmung und Kehlkopffunktion zu koordinieren. Dazu gehört z. B. eine Kontrolle des Muskelempfindens für den unter dem Kehlkopf aufgebauten Druck. Dieser Druck entsteht zum Teil aufgrund des durch die Einatmung entstandenen Spannungsdruckes der Muskeln. Die Atemstütze besteht in einer bewußten Verlangsamung und Führung der Ausatmung, mit einer genau dosierten und auf den Kehlkopf abgestimmten Luftabgabe. Außerdem kann der unter dem Kehlkopf azfgebaute Druck exakt kontrolliert und mit der Spannung der Stimmlippen abgestimmt werden.

Teilweise wird zwischen einer *Zwerchfell-* und einer *Bruststütze* unterschieden, in der Annahme, entweder das Zwerchfell oder die Zwischenrippenmuskulatur übernähmen die führende Rolle beim Stützvorgang. Aus physiologischer Sicht sind – ähnlich wie bei der Atmung – Extreme grundsätzlich unökonomisch und daher nicht optimal. Nur ein koordiniertes Zusammenspiel aller Teile des Atemapparates sowie des gesamten Stimmapparates überhaupt sind die Voraussetzung für sängerische Hochleistungen.

Warum ist für den Sänger eine genaue Kontrolle des Druckes vor den Stimmlippen derart wichtig?

Steigender Druck bewirkt, daß die Stimmlippen stärker schwingen, der ausgesandte Ton wird lauter. Bei der Sprechstimme zeigen Messungen, daß ein größerer Druck auch zu einer stärkeren Spannung der Stimmlippen führt, d. h. der Ton wird gleichzeitig höher. Lauteres Sprechen ist daher im allgemeinen mit höherer Tonlage verbunden.

Für das Singen wäre dies eine enorme Einschränkung: Ein Crescendo (ein kontinuierliches Lauterwerden) etwa könnte nie auf der gleichen Frequenz gesungen werden, sondern der Ton würde immer höher. Die Gesangsausbildung muß also dazu führen, daß sich die Kopplung zwischen Lautstärke und Tonhöhe löst und daß der Sänger bewußte Kontrolle über beide Parameter besitzt. Dies ist eine sehr schwierige Aufgabe, die unter anderem durch Atemübungen bewältigt werden muß. Töne in verschiedener Lautstärke singen zu können, gehört bereits zur hohen Schule des Gesanges. Daher gelten auch der *Schwellton* (Messa di voce), bei dem auf gleichbleibender Tonhöhe nach einem leisen Einsatz das allmähliche Lauterwerden der Stimme bis zur größten Intensität und die allmähliche Rücknahme wiederum bis zum Piano verlangt werden, und der *Gleitton* (Glissando), bei dem bei gleichbleibender Lautstärke über den gesamten Stimmumfang gesungen werden muß, zu den schwierigsten gesangstechnischen Leistungen.

Die ausgebildete Stimme

Eine ausgebildete Singstimme klingt immer tragender, voller als eine untrainierte, die man – insbesondere im direkten Vergleich – als dünn, schmal empfindet. Ein Grund dafür besteht darin, daß die trainierte Singstimme eine »dunklere« Klangfarbe besitzt (»gedeckte« Stimme). Ebenso findet man, daß eine volle Stimme *obertonreicher* ist, die Zahl der Obertöne und auch deren Intensität ist größer. Die Abb. 49 demonstriert den Ausbildungseffekt einer Stimme hinsichtlich der Erzeugung von mehr und stärkeren Obertönen.

Um die Ursache für diesen Obertonreichtum zu erkennen, müssen wir einen kurzen physikalischen Exkurs machen. Die Abb. 50 a zeigt die bereits in Abb. 18 besprochene Beziehung zwischen Stimmbandschwingung und Frequenzspektrum mit Grund- und Obertönen. Darunter ist eine reine, harmonische (Sinus-)Schwingung dargestellt, die nur einer Frequenz entspricht und deshalb im Frequenzspektrum nur als Grundfrequenz ohne Obertöne aufscheint. Demgegenüber steht in Abb. 50 c eine Serie von sehr, sehr kurzen Pulsen, die jeweils in gleichen Abständen erzeugt werden. Analysiert man diese Schwingungsform, erhält man einen Grundton, dessen Höhe sich aus dem Zeitabstand der Pulse ergibt, und viele starke Obertöne.

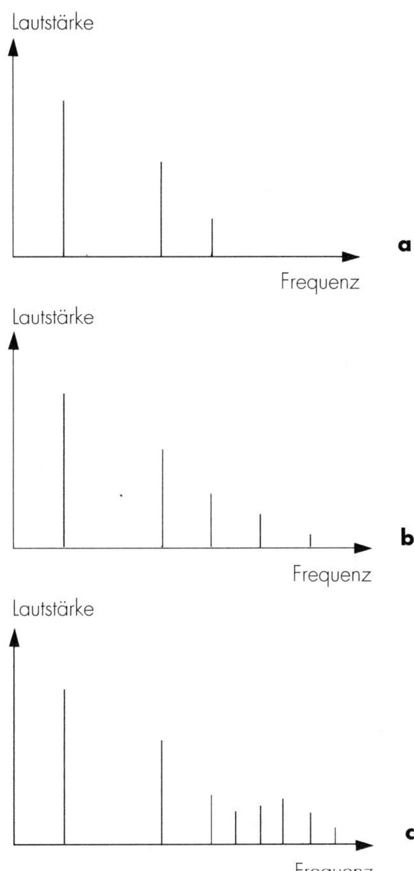

Abb. 49 a–c. Der Effekt einer Stimmausbildung auf Zahl und Stärke der Obertöne. **a** Untrainierte Stimme, **b** 6 Monate Gesangstraining, **c** ausgebildeter Sänger.

Die Abb. 50 zeigt uns, wie ein größerer Obertonreichtum erzielt werden kann: Die Öffnungsphase der Stimmlippen muß verkürzt werden, bei gleicher Schwingungsdauer müssen die Stimmlippen länger geschlossen bleiben.

Dies kann natürlich nicht direkt, bewußt beeinflußt werden, sondern kann wiederum nur über spezielle Übungen in monate- und jahrelangem Training erreicht werden. Ein Ziel der Übungen ist es, die Atmung effi-

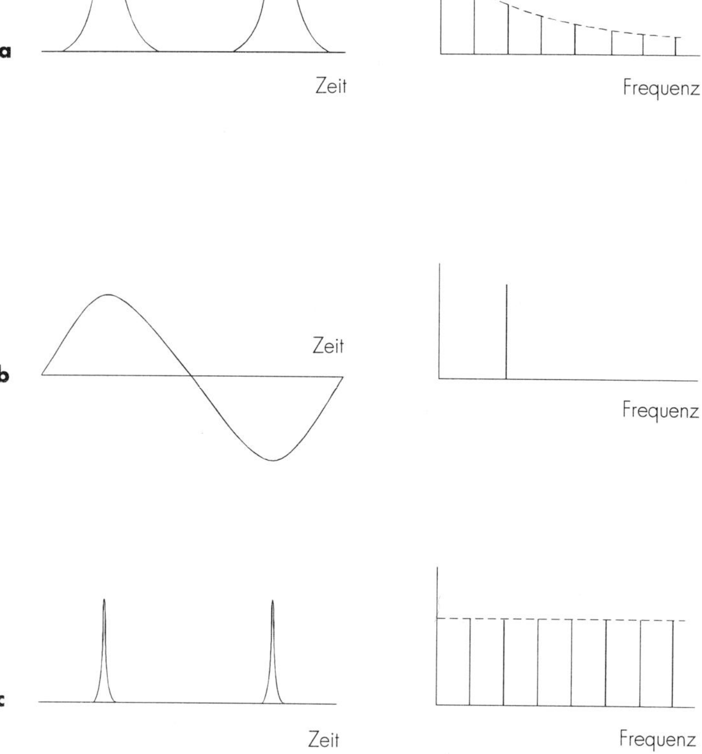

Abb. 50 a–c. Wellenform und Frequenzspektrum **a** einer Stimm-
bandschwingung, **b** einer Sinusschwingung und **c** eines äußerst
kurzen Pulses.

zient zu gestalten, d. h. mit minimaler Luftmenge die
Stimmlippen in gewünschte Schwingungen zu versetzen.
Eine längere Verschlußzeit bewirkt aber genau dies, daß
nämlich weniger Luft durch den Kehlkopf strömen
kann. Gute Ausnutzung des Atemvolumens geht so
Hand in Hand mit einer Verstärkung der Obertöne, mit
einer volleren Stimme.

132

Der Singformant

Ebenfalls zu Beginn der 30er Jahre wurde ein weiteres, besonderes Charakteristikum von Sängerstimmen gefunden: Im Frequenzspektrum von Sängern tritt ein weiterer Formant bei höheren Frequenzen (um 3000 Hz) auf, der bei untrainierten Stimmen völlig fehlt (Abb. 51). Weitere systematische Studien haben gezeigt, daß dieser sogenannte *Singformant* oder *Sängerformant* bei tieferen Stimmen stärker ausgeprägt ist als bei Frauenstimmen. Aber auch bei diesen zeigte sich der bemerkenswerte Unterschied, daß weltberühmte Sopranistinnen sehr wohl einen Singformant besitzen, durchschnittliche Sopranistinnen jedoch nicht.

Der schwedische Musiktheoretiker *Johan Sundberg* stellte 1970 fest, daß man den Singformanten nicht als eigenen, neuen Formanten bezeichnen sollte, sondern daß mehrere höhere Formanten frequenzmäßig zusammenrücken und außerdem verstärkt ausgebildet sind. Ein weiteres Charakteristikum besteht darin, daß oberhalb des Singformanten kaum Obertöne auftreten (Abb. 51). Diese Elimination der Obertöne höherer Frequenzen trägt zu einem reineren Gesamtton bei und läßt den Gesangsformanten noch deutlicher in Erscheinung treten.

Bezüglich des Singformanten ergeben sich zwei Fragen: Die erste nach der Ursache des Formanten und ob man ihn bewußt erzeugen kann oder eher unbewußt durch Singschulung aufbauen muß. Die zweite Frage bezieht sich auf den Nutzen des Formanten: In welcher Weise trägt er zur Tonqualität bei?

Die Antwort auf die zweite Frage hat *J. Sundberg* gegeben: Er zeigte, daß ein Singformant ungemein wichtig ist, wenn ein Sänger/eine Sängerin neben einem Orchester bestehen muß, wie dies z. B im Opernbetrieb der

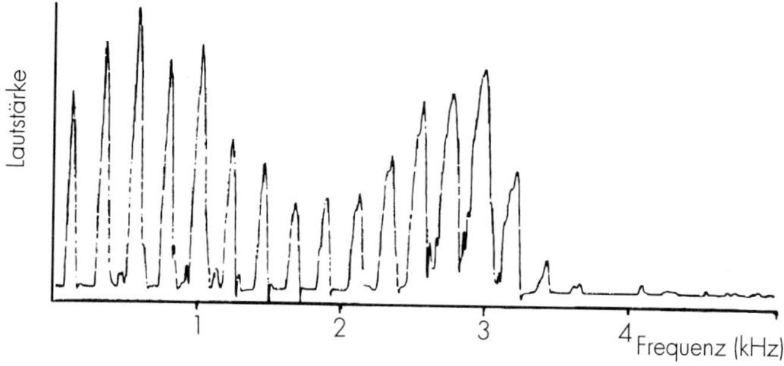

Abb. 51. Singformant (bei etwa 3000 Hertz).

Fall ist. Rein energetisch betrachtet ist es nämlich fürs erste völlig unverständlich, daß man die Stimme einer zierlichen Sopranistin mit beschränkter Muskelenergie des Brustkorbs und dem kleinen Resonanzkörper des Mundraums vernehmen kann, wenn gleichzeitig ein Orchester spielt. In diesem summieren sich die Muskelenergien von bis zu 100 Personen, die außerdem teilweise mit gewaltigen Resonanzkörpern (einer Tuba etwa) ausgestattet sind. Dennoch hört man die Sopranistin!

In Abb. 52 ist das Frequenzspektrum eines Orchesters dargestellt mit einer Energiespitze bei etwa 500 Hz. Bei höheren Frequenzen nimmt die Intensität kontinuierlich ab. Ein sehr ähnliches Spektrum besitzt auch eine Sprech- bzw. nichttrainierte Singstimme. Eine solche Stimme kann sich gegen ein Orchester nicht durchsetzen, man würde sie einfach nicht hören.

Bei der ausgebildeten Stimme jedoch sticht der Singformant bei etwa 2500 Hz deutlich hervor, und aufgrund dieser größeren Intensität bei höheren Frequenzen hebt sich eine Singstimme deutlich vom Orchesterklang ab. Der Singformant verstärkt die Singstimme in einem Bereich, in dem die Orchesterintensität bereits schwächer ist – nur hier ergibt sich die Chance, das Ungleich-

134

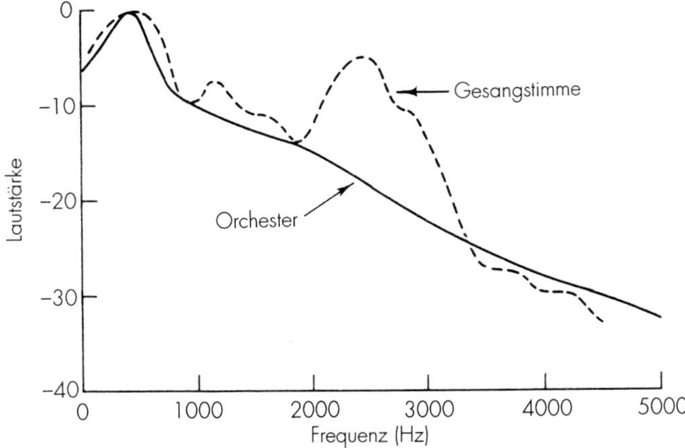

Abb. 52. Abhängigkeit der mittleren Intensität von der Frequenz für Orchester *(durchgezogen)* und Orchester mit Singstimme *(gestrichelt).*

gewicht der zur Verfügung stehenden Energien zu kompensieren und der geringeren Energie Gehör zu verschaffen.

Die Ursache des Singformanten war lange Zeit rätselhaft bzw. umstritten. Es zeigte sich jedoch immer klarer, daß der Aufbau eines Singformanten mit einer *Tiefstellung des Kehlkopfs* zusammenhängt. Durch diese tiefere Lage des Kehlkopfes erweitert sich der oberhalb der Stimmlippen gelegene Kehlkopfraum und der Rachen. Dieser Raum hat spezifische Eigenresonanzen, die im besonderen den Bereich zwischen 2500 und 3500 Hz verstärken.

Eine besondere Rolle soll bei der Bildung des Singformanten auch den *Kehlkopfventrikeln* (Morgagni-Taschen) – die auch bei den Tieren teilweise schallverstärkende Wirkung haben – zukommen. Untersuchungen zeigten, daß sehr gute Stimmen besonders große Kehlkopfventrikel haben. Der Ventrikel scheint dabei nicht als Resonator zu funktionieren, sondern wie ein der schallerzeugenden Glottis nachgeordneter Trichter, der, ähnlich einem Megaphon, zu einer Verstärkung der Stimmleistung beiträgt.

Auch hier gilt, daß die tiefere Lage des Kehlkopfes und die eventuelle Vergrößerung der Morgagni-Taschen nur über langjähriges Training, in diesem Fall spezieller Halsmuskeln, bewirkt wird.

Bei der Analyse von Eigenresonanzen von *Geigenkörpern* hat sich ebenfalls gezeigt, daß auch hier eine Resonanz bei etwa 2000 Hz eine wichtige Rolle spielt. Berühmte alte Geigen, wie Stradivaris oder Guarneris, weisen eine deutlich abgesetzte Resonanz ähnlich dem Gesangsformanten auf, Fabriksgeigen oder weniger berühmte Geigen besitzen keine solche Resonanz oder sie erstreckt sich über einen größeren Frequenzbereich.

Durch die Senkung des Kehlkopfes wird auch der gesamte Vokaltrakt, der Resonanzraum von den Lippen bis zu den Stimmlippen, länger. Dies bewirkt, daß bei Sängern die Hauptformanten im allgemeinen bei etwas niederen Frequenzen liegen. Und dies äußert sich in einer dunkleren Stimme (voix couverte), einem »gedeckten« Singen, was auch von vielen Fachleuten als Teil einer schönen Stimme bezeichnet wird.

Formantverschiebung

Für die Vokalbildung sind die ersten zwei Formanten die wichtigsten, diese beiden charakterisieren bereits den Vokal, sie besitzen auch die größte Intensität (s. Kap. 2). Die Abb. 53 zeigt die Eigenschaften der ersten beiden Formanten für die Grundvokale, diesmal allerdings in Notenschreibweise. Die Information aus Tabel-

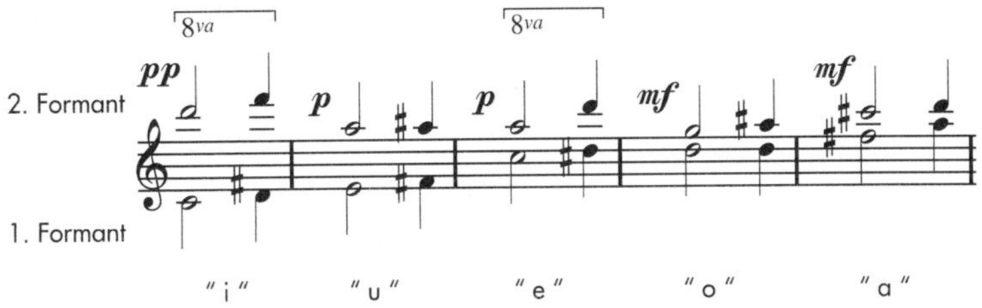

Abb. 53. 1. Formant *(untere Notenreihe)* bzw. 2. Formant *(obere Notenreihe)* der erzeugten Vokale für die männliche (Halbtöne) und weiblichen Stimmen (Vierteltöne).

le 1 wird hier in musikalischer Form dargeboten: Die Noten ergeben sich aus den Frequenzen des 1. (untere Reihe) und des 2. Formanten (obere Reihe). Die Halbnoten entsprechen einer männlichen, die Viertelnoten einer weiblichen Stimme. Die Lautstärkebezeichnung beim 2. Formanten zeigt die relative Intensität des 2. zum 1. Formanten an; pp bedeutet, daß der 2. Formant weit schwächer, mf daß beide annähernd gleich stark ausgeprägt sind.

Vergleichen wir die Lage der Formanten mit den Stimmlagen der einzelnen Stimmgattungen (s. Abb. 47): Man erkennt, daß bei den Männerstimmen kaum eine Überlappung eintritt, lediglich die höchsten Töne von Bariton oder Tenor kommen in den Bereich des ersten Formanten des Vokals »i« bzw. »u«. Bei Frauenstimmen ist die Situation anders: Sowohl die tiefen als auch die hohen Lagen überdecken zumindest zum Teil den 1. Formanten, Sopranistinnen bei einigen Vokalen sogar den 2. Formanten.

Welche Auswirkungen ergeben sich daraus?

Wir wissen, daß ein Formant, eine Resonanz des Mundraums, eine Verstärkung des Tones bedeutet. Singt nun z. B. eine Sopranistin den Vokal »o« auf den Ton d^2, so entspricht dieser Ton genau der Frequenz des Formanten, der Ton d^2 wird maximal verstärkt. Singt die Sängerin darauf den Vokal »i« am gleichen Grundton d^2, so ist die Frequenz etwa eine Oktave vom 1. Formanten und mehr als 2 Oktaven vom 2. Formanten entfernt – der Ton wird weit weniger verstärkt. Wird also etwa der Name »Toni« auf dem Ton d^2 gesungen, wird der Stimmlaut beim »o« mehr verstärkt, er ist lauter, der Rest leiser. Das ist natürlich eine unbefriedigende Situation, die vom Sänger folgendermaßen korrigiert werden kann.

Sänger und insbesondere Sängerinnen führen eine sogenannte *Formantverschiebung* durch (Abb. 54). Durch Änderung des Mundraums, hauptsächlich durch Öffnung des Mundes, wird der erste, manchmal auch der zweite Formant derart verschoben, daß er mit der gesungenen Tonhöhe übereinstimmt und somit der Verstärkungseffekt erreicht wird. Hier erhebt sich natürlich der berechtigte Einwand, daß dies nicht beliebig angewendet werden kann: Die Lagen der Formanten bestimmen die Vokale, so daß eine Formantverschiebung Auswirkungen auf die gesungenen Vokale haben muß. Dies stimmt auch und ein gesungenes »i« klingt manchmal auch eher wie ein »e« usw. Gesungene Opern- oder Liedtexte sind daher oft schwer verständlich. Andererseits wird die Situation dadurch gemildert, daß die Vokale natürlich in einem Zusammenhang (Wort, Satz) gesungen werden und der Zuhörer undeutliche Vokale sinngemäß korrigiert.

Formantverschiebungen sind nicht nur für hohe Stimmen, sondern auch für Männerstimmen nachgewiesen. Dabei wird allerdings nicht die Intensität der Grundfrequenz des gesungenen Tons verstärkt, sondern die Intensität eines Obertons wird erhöht.

Die Technik des Formantverschiebens ist Teil der Gesangsausbildung. Allerdings haben sich in den letzten

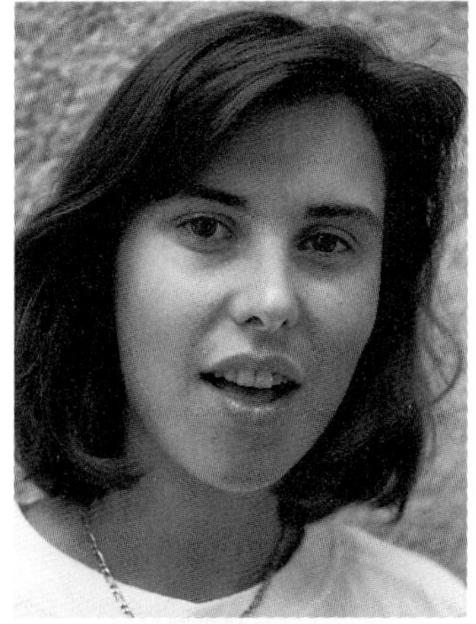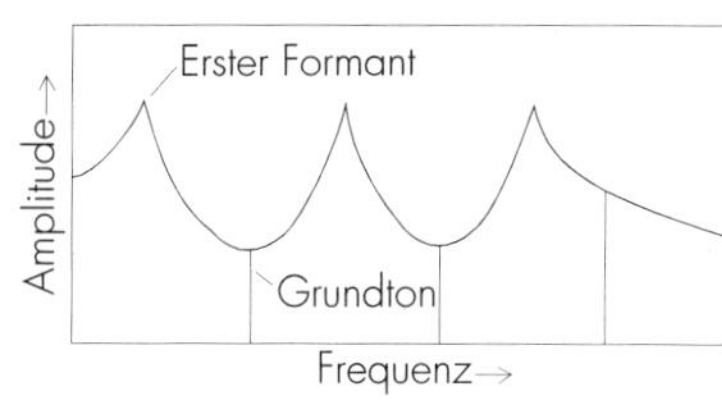

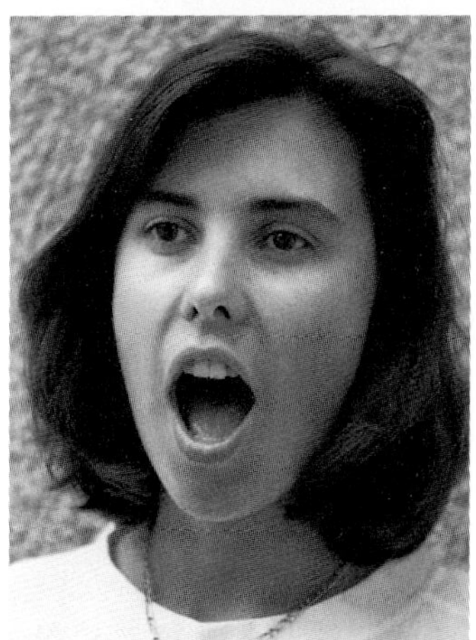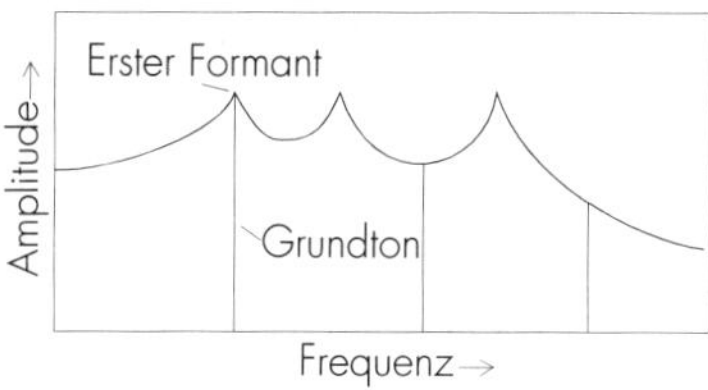

Abb. 54. Formantverschiebung durch Variation des Mundraums.

Jahren Zweifel über den Stellenwert dieser Technik erhoben. Durch die Formantverschiebung werden nicht nur die Vokale undeutlicher, es wird auch die Klangfarbe eines Tones verändert. Bei einer zusammenhängenden Abfolge von Tönen sind die Sänger eher bedacht, das Klangbild beizubehalten, also keine Formantverschiebung durchzuführen. Werden Töne aber unabhängig voneinander gesungen (z. B. durch Pausen getrennt), so wird mittels Formantverschiebung versucht, in jedem Fall größtmögliche Intensität zu erreichen.

Es gibt somit einen gewissen *Gegensatz* zwischen *Wortverständlichkeit* und *optimaler Singtechnik*. In künstlerischer Form wurde dieses Thema von Salieri in dem 1786 komponierten Stück »Prima la musica, poi le parole« zugunsten der Musik entschieden. Im Gegensatz dazu steht die moderne Musikauffassung, bei der vor allem im Chanson der Text gleichberechtigt ist bzw. in vielen Fällen in der Bedeutung vor der Gesangstechnik eingeordnet wird.

Das Vibrato

Das Vibrato bildet einen weiteren, wichtigen Unterschied zwischen einer ausgebildeten und einer Laienstimme. Es fehlt bei einer nicht ausgebildeten Stimme meist völlig, bildet sich während einer Gesangsausbildung kontinuierlich aus, und zum Teil kann der Ausbildungsstand eines Sängers oder einer Sängerin an der Stärke und Konstanz des Vibrato abgelesen werden.

Ein Vibrato ist eine *Schwankung* um einen *Mittelwert,* wobei diese periodische Bewegung die Tonhöhe betreffen kann, aber auch die Lautstärke oder die Klangfarbe. Die Schwankung geschieht im Mittel etwa sechsmal in der Sekunde, obwohl Vibrati mit einer Frequenz in einem Bereich von 5 bis über 10 Hertz gemessen wurden.

Das Tonhöhenvibrato ist dominierend gegenüber der Schwankung der Lautstärke. Es gibt einige Fachmeinungen, die die Variation der Lautstärke (und auch die der Klangfarbe) eher als Folgeerscheinung der Tonhöhenschwankungen sehen, denn als eigens gebildetes, unabhängiges Vibrato. Dem steht zum Teil entgegen, daß bestimmte Sänger die Vibrati im Gleichtakt (hoher Ton gleichzeitig mit großer Lautstärke), andere aber im Gegentakt (hoher/tiefer Ton mit leiser/lauter Stimme) ausführen.

Die Ursache des Vibratos ist noch nicht eindeutig festgelegt: Das Tonhöhenvibrato muß natürlich in einer Schwingungsschwankung der Stimmlippen begründet sein, es ist aber noch nicht genau erforscht, ob diese aufgrund von Schwingungen der Kehlkopfmuskulatur (die eine Spannungsschwankung der Stimmlippen hervorruft) oder von periodischen Bewegungen der Brustmuskulatur oder des Zwerchfells (dies würde primär eine Schwankung des Atemdrucks bewirken) entstehen.

Ein Vibrato der Klangfarbe sollte mit einer Schwankung des Vokaltrakts zusammenhängen, und tatsächlich sieht man bei Sängern oft rhythmische Kontraktionen des Rachens in der Vibratofrequenz. Tatsächlich dürfte ein Vibrato auf dem Zusammenwirken mehrerer Komponenten – Atmung, Kehlkopfmuskulatur, Resonanzeffekte im Mundraum – beruhen, und dementsprechend erst durch langes Training aufgebaut und perfektioniert werden.

Ein Vibrato tritt nicht nur bei der menschlichen Stimme in Erscheinung, sondern ist z. B. auch fixer Bestandteil eines schönen Klangs von Streichinstrumenten und wird dementsprechend gezielt geübt.

Der Sinn und Zweck des Vibratos einer Singstimme ist ein mehrfacher, wobei es über die Wichtigkeit der einzelnen Punkte noch keine einheitliche Meinung gibt:

- Schwankt der Ton um einen Mittelwert, so ist es leichter, diesen Ton genau anzusingen, »zu treffen«, bzw. diesen Ton zu halten. Ein Ton muß also nicht mit größter Frequenzgenauigkeit gesungen werden.
- Wird ein Ton mit exakt konstanter Tonhöhe gesungen, so müßte die Stimmlippenspannung völlig gleich bleiben. Dies gelingt jedoch in keinem Fall, da jeder Muskel natürlicherweise stets leichte Aktivitätsschwankungen zeigt, also immer leicht »zittert«. Es ist also prinzipiell unmöglich, die Stimme völlig konstant zu halten. Wird mit Vibrato gesungen, werden die Spannungszustände der Muskeln laufend geändert und kontrolliert, und die Muskeln ermüden darüber hinaus weniger rasch.
- Der eben besprochene Effekt betrifft zumindest im gleichen Ausmaß das Aufnahmeorgan, das menschliche Ohr. Vom Hörmechanismus, wie praktisch von allen Sinnesorganen, weiß man, daß sie auf Veränderungen empfindlicher reagieren als auf einen konstanten Reiz. Ein Vibrato wird deshalb aufgrund seiner Schwankungen als gleichbleibender Ton empfunden, ein insbesondere in der Tonhöhe konstanter Ton würde immer schlechter wahrgenommen.
- Ein in Tonhöhe, Lautstärke und Klangfarbe stetig variierender Ton wird als voller empfunden – ein in Frequenz und Lautstärke völlig konstanter Ton klingt dagegen unnatürlich, roboterhaft und leer.
- Die Selbstkontrolle eines gesungenen Tons ist äußerst wichtig. Das Hören des selbst erzeugten

Klangs erfolgt weniger über die Ausbreitung in der Luft und die Einstrahlung über das eigene Ohr, sondern vielmehr über die Schalleitung im Kopf (über Eustachische Röhre, Knochen...). Bei der Schalleitung spielen auch andere Resonanzräume, wie Nasenraum, Stirnhöhlen, eine wichtige Rolle. Außerdem stellte man fest, daß dieser Mechanismus der Tonkontrolle mittels Kopfresonanzen mit einem Vibrato effektiver arbeitet als bei konstantem Ton.

Das beschriebene Vibrato wird in dieser Form hauptsächlich von der westlichen Musik gefordert. In anderen Musik- und Gesangsstilen herrschen andere Hörgewohnheiten und Forderungen vor. So wird in einigen fernöstlichen Gesangstraditionen eine möglichst »geradlinige« Stimmgebung gefordert, bei anderen Gesangsstilen dagegen kommen Tonhöhe und Lautschwankungen in einer Form vor, wie sie bei uns als überhöht (sogenanntes Tremolo) empfunden werden würden.

Was ist eine »schöne« Stimme?

In den vorigen Abschnitten haben wir subjektiv hörbare und objektiv meßbare Unterschiede zwischen einer Normalstimme und einer trainierten Singstimme besprochen. Die Ausbildung folgt Erfahrungswerten jahrhundertelanger Tradition. Das Ziel ist eine Singstimme, die hauptsächlich in Oper und Konzert, meist mit Instrumental- bzw. Orchesterbegleitung zur Geltung kommen sollte. Dieser europäische Gesangsstil wird oft mit dem Attribut »bel canto«, schöner Gesang, versehen, und Freunde von klassischer Musik werden dieser Definition auch vorbehaltlos zustimmen.

Dennoch hat eine solcherart geschulte Gesangsstimme in anderen Eigenschaften Einbußen erlitten, z. B. in der Leichtigkeit und Beweglichkeit. Vor allem verliert die Stimme aber ihre Natürlichkeit, denn eine gedeckte Stimme klingt oft gekünstelt. Vorwürfe dieser Art werden häufig von Anhängern moderner Singrichtungen, wie Jazz, Rock oder Musical, vorgebracht.

Die Bedürfnisse und auch Voraussetzungen beider Richtungen, Klassik wie Moderne, sind jedoch völlig verschieden. Der klassische Sänger muß sich meist gegenüber einem Orchester behaupten, der moderne Sänger hat elektronische Hilfsmittel, um seine Stimme hervorzuheben. Dies gibt ihm die Möglichkeit, die Eigenart seiner Stimme zu betonen, sich von anderen Kollegen und Kolleginnen zu unterscheiden; die Stimmen von Opernsängern sind einander viel ähnlicher.

Dies hängt auch damit zusammen, daß ein klassischer Sänger versucht, werkgetreuer zu singen, den Ideen des Komponisten genauer zu folgen. Bei modernen Liedern wird ein Text weit persönlicher interpretiert, wobei oftmals versucht wird, auch eine große Gefühlskomponente zu vermitteln. In diesem Sinne ist dem Sänger die Natürlichkeit, die Eigenart seiner Stimme wichtiger als etwa die Ausgefeiltheit des Tons. Ein Vibrato hat dabei seinen Sinn verloren.

Aber auch die »Natürlichkeit« der Stimme erlebt bereits eine Abwandlung. Eine tragfähigere, vollere Stimme ist dadurch charakterisiert, daß, durch tieferen Kehlkopf und dadurch längerem Vokaltrakt bedingt, die Formanten zu tieferen Frequenzen verschoben werden. Messungen bei Schlager- und Broadwaysängerinnen haben gezeigt, daß, wohl um den Grad der Frische und Natürlichkeit zu verstärken, ein gegenteiliger Mechanismus – bewußt oder unbewußt – entwickelt wird: Die Formanten werden, verglichen zur Sprechstimme, zu höheren Frequenzen verschoben, der Kehlkopf muß dafür möglichst hoch gehalten werden. Um bewußt natürlich zu klingen, verläßt man die natürliche Stimme!

Über die Beurteilung der Schönheit einer Stimme kann wohl nie ein Konsens erreicht werden. Mit den obigen Bemerkungen ist nur angedeutet worden, wie kulturelle (Entwicklung der Oper) oder technische (elektrische Verstärker-, Aufnahme- und Wiedergabemöglichkeiten) Bedingungen die Anforderungen und Möglichkeiten der menschlichen Stimme beeinflussen und damit auch, was zu verschiedenen Zeiten als schöne Stimme akzeptiert wird. Über Jahrhunderte wurde z. B. eine Kastratenstimme als das größte Gesangsideal angesehen. Diesem Urteil schließen sich heute die Anhänger weder der klassischen noch der modernen Musik an.
Insgesamt ist die schöne und leistungsfähige Stimme das Resultat eines Zusammenwirkens einer Vielzahl angeborener und erworbener äußerer und innerer Faktoren. Erst das glückliche Zusammentreffen optimaler organischer Voraussetzungen im Bereich des Stimmapparates, ein hochdifferenziertes, feinmotorisches Steuerungsvermögen, hohe Musikalität und künstlerisches Empfinden schaffen die Voraussetzungen, auf denen durch jahrelanges konsequentes Training mit Hilfe geschulter Gesangspädagogen herausragende künstlerische Stimmleistungen erbracht werden können.

7 Besondere stimmliche Erscheinungsformen

Wir haben gesehen, welcher komplizierte Funktionsmechanismus dem menschlichen Stimmapparat zugrundeliegt, und wie man durch langjähriges Training das Stimmspektrum gezielt verändern kann. Ein derart variables System reizt natürlich, dessen Grenzen auszuloten. Dementsprechend haben sich auch extreme Erscheinungsformen der menschlichen Stimme entwickelt:

- Sprechen, ohne anscheinend den üblichen Stimmapparat zu benutzen: die *Bauchrednerkunst*.
- Singen in unnatürlichen Höhen, so z. B. der in früheren Jahrhunderten sehr beliebte *Kastratengesang*.
- Als Einzelperson zweistimmig singen – für *Obertonsänger* ist dies möglich.
- *Jodeln,* das sich aus einer Verständigungsform zu einer volkstümlichen Kunstform entwickelt hat.
- Zum Abschluß dieses Kapitels sollen auch Eigenschaften des *Pfeifens* besprochen werden, da zumindest der Resonanzraum des Instrumentes »Pfeifen« mit dem des Instrumentes »Stimme« identisch ist.
- Beginnen wir aber mit einer leisen Sprechform, dem *Flüstern*.

Die Flüsterstimme

Die Flüsterstimme hat starken *Geräuschcharakter* und entsteht beim Entweichen der Atemluft durch eine unvollständig geschlossene Stimmritze. Durch Turbulenzbildung an der engsten Stelle des Luftweges, dort wo der Luftstrom seine größte Geschwindigkeit hat – also im Bereich der Stimmritze – entsteht ein undifferenziertes Geräusch, mit dem das Ansatzrohr angeblasen wird. Anstelle der resonatorischen Verstärkung von Teiltönen wie bei der normalen Vokalbildung, tritt jetzt eine Verstärkung von Geräuschbändern an den Frequenzen der Formanten.

Da die Vokalerkennung rein von der Frequenzlage der Formanten und nicht von der Art oder Qualität der anregenden Schallquelle abhängig ist, ist auch eine geflüsterte Stimme verständlich, obwohl ihr jegliche Klangstruktur fehlt. Die Evolution hat sich als Informationsträger für die Lautsprache die wesentlich weniger störanfälligen und robusteren Übertragungsverhältnisse im Ansatzrohr »ausgesucht« und sich somit von der Qualität der anregenden Stimme unabhängig gemacht. Ein Sprachlaut ist für uns problemlos und eindeutig zu identifizieren, ganz egal, ob er von einem Kind oder von einem Erwachsenen mit hoher oder mit tiefer Stimme, geschrien oder geflüstert, mit heiserer oder mit klarer Stimme hervorgebracht wird.

Beim willentlichen Flüstern bleibt der hintere Anteil der Stimmritze dreieckförmig offen – als sogenanntes *Flüsterdreieck* –, so daß die Stimmritze dabei eine umgekehrte Y-Form zeigt (Abb. 55). Die Größe dieses Flüsterdreiecks hängt dabei von der Art des Flüsterns ab und reicht von einer fast vollständig geöffneten Stimmritze bei völlig tonlosem Flüstern bis zu einer nur minimal geöffneten Stimmritze bei gut verständlichem Flüstern mit

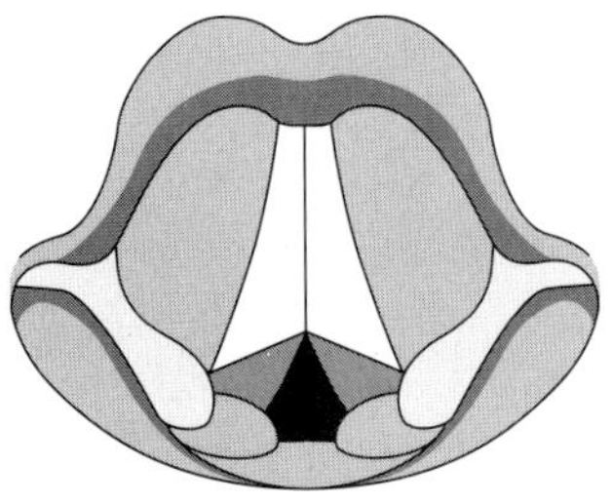

Abb. 55. Position der Stimmlippen beim Flüstern.

zusätzlichen Klanganteilen, z. B. beim sogenannten Bühnenflüstern. Flüstern wird häufig mit einer besonders schonenden Art der Stimmgebung in Zusammenhang gebracht. Es ist jedoch eine unphysiologische Form der Stimmgebung und ist mit hohen Strömungsraten im Kehlkopf verbunden. Flüstern bedeutet somit *keine* Stimmschonung, sondern ist ganz im Gegenteil – wird es über längere Zeit verwendet – belastend und stimmschädigend und sollte daher in jedem Fall vermieden werden (s. Kap. 5).

Bauchreden

Sprechen, ohne den Mund zu bewegen, und noch dazu mit einer ungewöhnlichen Stimme, erscheint als etwas Geheimnisvolles. So ist es nicht verwunderlich, daß Bauchrednerei mit Zauberei, Dämonie und teilweise auch mit religiösen Wundern in Zusammenhang gebracht bzw. bewußt dazu mißbraucht worden ist. Es gibt Meinungen, daß *Pythia,* die Weissagerin des Orakels von Delphi, bauchrednerische Fähigkeiten benutzt habe.

Landläufige Erklärungen des Effekts waren oft irreführend, so z. B. die Meinung, daß der Bauchredner beim Einatmen spricht. Und selbst die Namensgebung ist nicht

148

korrekt, denn die Stimme entsteht nicht im Bauch, sondern mittels der normalen Stimmwerkzeuge Kehlkopf und Vokaltrakt sowie der entsprechenden Steuerung.

Ein Hauptunterschied zur normalen Sprache liegt darin, daß besonders der hintere Teil des Vokaltrakts extrem verändert wird: Die Zunge wird weit zurückbewegt und der Kehlrachen stark verengt, so daß nur ein sehr kleiner, schmaler Resonanzraum gebildet wird. Die durch Muskelanspannung bewirkte Verengung des Rachens ist verbunden mit einer hohen Spannung der Stimmlippen wie bei der Kopfstimme. Dies ergibt die charakteristische dünne, obertonarme Stimme, wobei die Frequenzlage um einige Töne höher liegt als die Normalstimme des Bauchredners. Auch der Tonumfang einer solchen Stimme beträgt nur etwa eine Oktave und ist damit sehr gering.

Die Bauchrednerstimme ist ebenso charakterisiert durch einen sparsamen Luftverbrauch, der durch eine spezielle Zwerchfellbewegung bewirkt wird. Das Zwerchfell senkt sich etwas beim Ausatmen, im Gegensatz zur Zwerchfellhebung bei normaler Atmung. Entscheidend für den Effekt des »Bauchredens« sind fehlende oder nur minimal sichtbare Mundbewegungen. Dies führt zu charakteristischen Veränderungen in der Lautbildung, da Lippenlaute nicht mehr an normaler Stelle gebildet werden können, sondern die Artikulationsstellen weiter nach hinten in den Mundraum verlagert werden müssen, wo sie nicht sichtbar sind.

Die geschilderten Variationen des Sprechapparats können die Stimme derart verändern, so daß man sie nicht mehr mit der jeweiligen Person identifiziert, sondern daß man sie häufig auf eine andere Gestalt (z. B. eine Puppe in der Hand des Bauchredners) oder auch auf einen anderen Ort projiziert. Untersuchungen zeigen, daß bei der Bauchrednerstimme vor allem auch das optische »Drumherum« sehr viel zum verblüffenden Effekt des Bauchredens beiträgt. Der geheimnisvolle Effekt einer von »weit her« oder aus dem »Nichts« kommenden Stimme, wie ihn gute Bauchredner auf der Bühne hervorzaubern, verflüchtigt sich bei rein akustischer Wiedergabe sofort (z. B. bei Tonbandaufnahmen), und es fällt höchstens eine etwas gepreßte Sprechweise mit veränderter Artikulation auf.

Jedenfalls benötigt ein Bauchredner viel Übung. Hinzukommen müssen aber auch günstige anatomische Voraussetzungen, um den Rachenraum in einem großen Ausmaß verengen zu können. Vieles an Befunden und Untersuchungen zum Mechanismus des Bauchredens ist jedoch nach wie vor nicht geklärt und widersprüchlich, da das Bauchreden in Varietékünstlerkreisen häufig als traditionelle Kunstfertigkeit über Generationen vererbt wird und nur ganz selten ein Bauchredner bereit ist, diese Fähigkeit auch wissenschaftlich untersuchen zu lassen.

Das Obertonsingen

Obertonsingen hat keine europäische Tradition, sondern ist hauptsächlich im fernöstlichen kultisch-religiösen Bereich beheimatet, so etwa in China, in der Mongolei oder in Japan. Daneben tauchen Formen des Obertonsingens auch in der Volksmusik der südamerikanischen Inkas oder der Pygmäen auf.

Obertonsingen bedeutet, daß von einem einzigen Sänger oder einer einzelnen Sängerin mindestens zwei akustisch deutlich unterscheidbare Töne *gleichzeitig* erzeugt werden. Dies kann natürlich nicht dadurch erzielt werden, daß gleichzeitig zwei verschiedene Grundtöne gesungen werden, weil im Stimmapparat – anders als z. B. bei Vögeln – nur eine den Grundton erzeugende

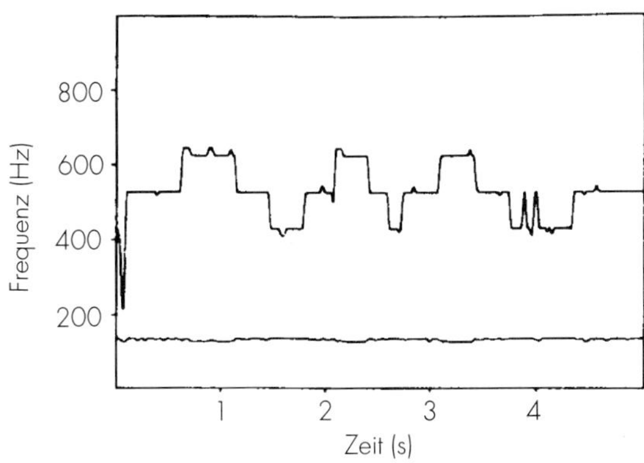

Abb. 56. Frequenzen von Grund- und Oberton eines Obertonsängers.

Quelle, nämlich die Stimmlippen, vorhanden sind. Der Eindruck von zwei und mehr gleichzeitigen Tönen wird dadurch erzielt, daß bestimmte, mit dem Grundton gleichzeitig entstandene Obertöne im besonderen Maße verstärkt werden.

Die Abb. 56 zeigt in einer zeitlichen Abfolge einen konstanten Grundton von etwa 130 Hz, dem eine Tonfolge aus drei verschiedenen Tönen überlagert ist. Die Frequenzlagen der drei Töne zeigen, daß hier abwechselnd der 2., 3. bzw. 4. Oberton angesprochen wurde. Diese starke Hervorhebung nur eines Obertones ist auch in Abb. 57 zu erkennen, wobei Frequenzspektren eines Obertonsängers aufgenommen wurden, der der Reihe nach den 1. bis 4. Oberton hervorgehoben hat.

Wodurch kann diese große Verstärkung eines speziellen Obertons erzielt werden?

Der Vokaltrakt verändert das durch die Stimmlippen erzeugte Frequenzspekrum, indem bestimmte Bereiche verstärkt, andere unterdrückt werden (s. Kap. 2). Die Lage der verstärkten Frequenzbereiche, die Forman-

151

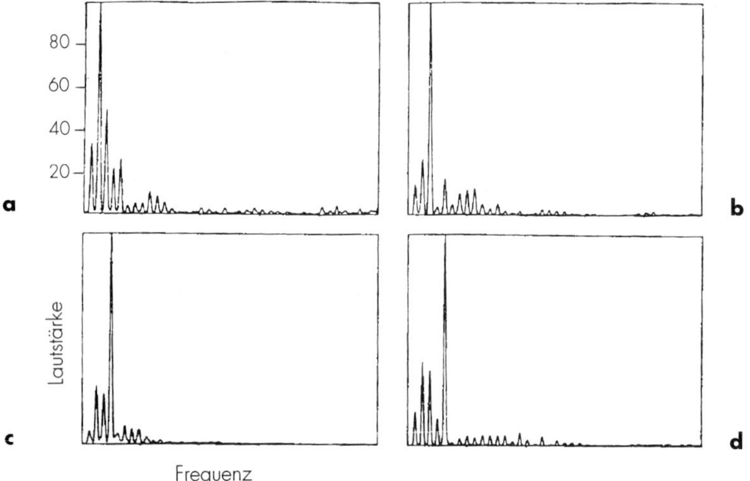

Abb. 57. Verstärkung des **a** 1., **b** 2., **c** 3. und **d** 4. Obertones.

ten, charakterisieren die einzelnen Vokale. Diese Formanten können auch verschoben werden, um Töne bestimmter Höhe zu verstärken, allerdings nur in einem begrenzten Bereich, so daß der Vokalgehalt nicht verloren geht. Es ist also naheliegend zu vermuten, daß auch die Verstärkung der Teiltöne beim Obertonsingen aufgrund von Formantverschiebungen vor sich geht.

Allerdings ergibt sich bei dieser Erklärung noch folgendes Problem: Formantresonanzen sind relativ breit, sie überdecken meist mehrere Obertöne (s. Abb. 73 im Anhang). Sie können damit nicht nur einen einzigen Oberton extrem verstärken und die benachbarten nicht, wie dies in Abb. 57 gezeigt ist.

Die Lösung dieses Problems ist von *F. Klingholz,* erst kürzlich aufgrund von genauen Messungen und Analysen bewiesen worden. Der physikalische Hintergrund ist folgender:

152

Jede Resonanz eines Hohlraums wird immer schmäler, immer mehr auf eine Frequenz konzentriert, je starrer die Ränder des Raumes sind. Ein Hohlraum mit äußerst starrer Umrandung besitzt Resonanzen mit genau bestimmbaren Frequenzen, die sich aus den Größenverhältnissen des Raumes ergeben. Hat ein Hohlraum bewegliche Begrenzungen, so spiegeln sich die variierenden Abmessungen darin wider, so daß auch die Resonanz auf einen breiteren Frequenzbereich ausgedehnt ist. Auch eine Öffnung des Raumes nach außen erweitert den Frequenzbereich der auftretenden Resonanzen.

Klingholz wies nach, daß einerseits eine Verengung des Kehlbereichs, insbesondere aber auch eine Spannung der Muskulatur im Mundbereich (Wangen, Zunge) den Resonanzraum »Vokaltrakt« starrer machen, Schwingungen dieser Teile stark vermindern und damit die Ausdehnung der einzelnen Formanten sehr beschränken kann. Geringe Variationen der verkleinerten Mundöffnung und Lageveränderungen der Zunge ergeben eine Verschiebung dieser nun schmalen Resonanz zur Frequenz des einen oder benachbarten Obertons.

Diese spezielle Form des Singens bedarf natürlich einer zumindest genauso intensiven Schulung, wie es der Ausbildung zu einem Sänger westlicher Vorstellung entspricht. Das Resultat, eine sehr interessante Klangstruktur, die sich ohne Textbeimischung auf das Zusammenwirken von Tönen konzentriert, gewinnt in den letzten Jahren auch in Europa immer mehr Anhänger. Ebenso läßt sich eine gegenseitige Befruchtung – fernöstliches traditionelles Obertonsingen und westliche Rhythmik und Melodik – hin zu einer daraus resultierenden eigenständigen Richtung erkennen.

Jodeln

Jodeln wird wohl meist mit dem Alpenraum in Verbindung gebracht. Aber genau wie beim Obertonsingen kann man dem Jodeln äquivalente Gesangsformen in vielen Gebieten der Erde vorfinden. Die zweite Ähnlichkeit mit dem Obertonsingen ergibt sich daraus, daß kein Text vermittelt wird, sondern hauptsächlich Vokale oder Silben gesungen werden.

Die Gesangstechnik ist jedoch der des Obertonsingens und auch des Bauchredens eher entgegengesetzt. Wird bei diesen Formen der Vokaltrakt versteift und verengt, so ist beim Jodeln das Ansatzrohr erweitert, der Kehlkopf steht tief und es wird ein obertonreicher Klang erzeugt. Das Typische des Jodelns ergibt sich jedoch durch das schnelle und wiederholte Umschlagen zwischen Bruststimme und höherem Register.

Allerdings kann und muß man auch hier unterscheiden zwischen *Natur- und Kunststimme*. Bei der Naturstimme erfolgt ein plötzlicher Überschlag von der Bruststimme in das Falsett, was auch mit einer raschen Verengung des Kehlraums verbunden ist. Brust- und Falsettregister werden völlig isoliert eingesetzt. Ausgebildete Sänger schlagen nicht in das Falsett über, sondern setzen vorher ab, wobei das Ansatzrohr stets weiter gestellt bleibt. Es ist interessant, daß Personen, die vor einem Gesangsstudium bereits langjährige Jodelpraxis aufweisen, auch nach der Gesangsausbildung die naturhafte Form des Überschlagens in das Falsett ausüben und ihre Jodeltechnik nicht ändern.

Experten meinen, daß Jodeln als Verständigungsmittel zwischen räumlich voneinander zum Teil weit entfernten und isolierten Orten gedient hat bzw. daraus hervorgegangen ist. Einzelne Jodelformen hatten bestimmte Bedeutungen, man drückte Gefühle aus, gab aber auch

Informationen etwa über das Wetter weiter. Vereinzelt wird Jodeln in dieser Form auch heute noch verwendet. Jodeln hat sich im Laufe der Jahrhunderte aber auch zu einer Kunstform entwickelt und findet in jüngster Zeit sogar Eingang in die Schlagermusik.

Der Kastratengesang

Im frühen Altertum wurde die Kastration als Bestrafungsform vor allem bei Kriegsgefangenen eingesetzt. Eunuchen dienten in orientalischen Harems oder am byzantinischen Hof, in Einzelfällen stiegen sie sogar zu einflußreichen Positionen auf. Der Eunuch *Narses* etwa war der Heerführer des byzantinischen Kaisers *Justinian* und organisierte im 6. Jahrhundert auch die Verwaltung Italiens.

Sehr früh erkannte man, daß die Kastration von Kindern einen speziellen Stimmtyp hervorbringt, und besonders in den östlichen Kirchen wurden Kastraten häufig als Chorsänger eingesetzt. Da die hohen Stimmen nicht von Frauen besetzt werden durften (nach dem *Paulus*-Wort im 1. Korintherbrief, daß Frauen in der Kirche zu schweigen haben), ersetzten die Kastraten entweder Knaben, die den Nachteil hatten, daß sie nur wenige Jahre ihre hohe Stimme behielten, oder Falsettisten, Sänger mit hoher Kopfstimme, mit Fistelstimme, die nur einen begrenzten Tonumfang abdecken konnten.

Es ist nicht bekannt, ab wann Kastraten in der Musik der römischen Kirche eingesetzt wurden, aber das 15. Jahrhundert zeigt bereits einen hohen Prozentsatz von Kastratensängern in Chören berühmter Kirchen, wie etwa der Sixtinischen Kapelle. Die Stellung der offiziellen Kirche zu Kastraten war zwiespältig, wobei die Bandbreite von eindeutiger Ablehnung (Kastration war unter

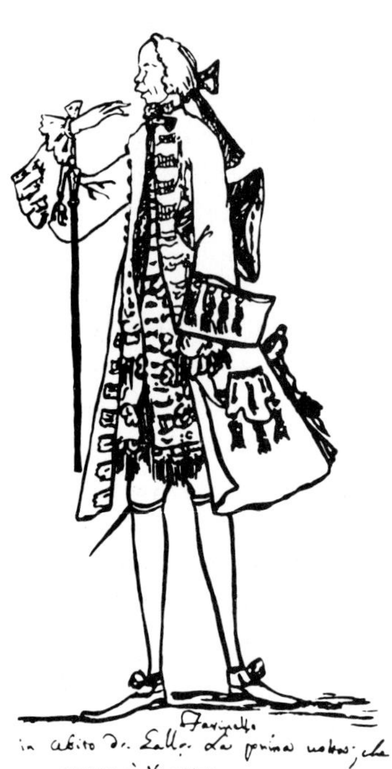

Abb. 58. Der Kastrat Farinelli.

Todesstrafe verboten) über stille Duldung bis zur Förderung (zur höheren Ehre Gottes) reichte.

Eine Kastration, die Entfernung der männlichen Keimdrüsen, vor dem Einsetzen der Pubertät bewirkt, daß hormonell hervorgerufene Veränderungen, wie Bartwachstum und Umformung des Kehlkopfes, nicht stattfinden (s. Kap. 3). Der Kehlkopf und besonders die darin eingebetteten Stimmlippen entsprechen damit weiterhin in Größe und Spannung einer Kinderstimme. Die Lunge hingegen als Motor der Stimme und der Vokaltrakt als Resonanzsystem entsprechen denen eines Mannes.

Aufgrund der fehlenden Hormone waren Kastraten häufig übernormal groß gewachsen waren (Abb. 58). Dies konnte sich als »magerer Riese« auswirken, meistens ist eine Kastration aber mit einer vermehrten Fettanreicherung, vor allem im Brust- und Gesäßbereich, verbunden – Kastraten waren richtige Kolosse.

Die beiden Eigenschaften, kindlicher Kehlkopf und normale bis überdimensionale Gestalt, ergeben einen eigentümlichen Klang, der sich von einer Knaben-, aber auch von einer Frauenstimme charakteristisch unterscheidet. So konnten Kastraten weit längere Phasen ohne Atemholen singen und sie hatten im allgemeinen auch einen größeren Stimmumfang.

Der Kastratengesang erlebte seine Hochblüte während der Frühphase der italienischen Oper (17. und 18. Jahrhundert). Die meisten Opern enthielten Kastratenrollen, so ist etwa noch *Christoph Willibald Glucks* »Orpheus« für eine solche Stimme geschrieben. Die öffentliche Meinung über Kastratenstimmen war enthusiastisch (»Eine süßere Stimme kann man nicht hören«), und Kastraten waren die großen Stars der damaligen Opernwelt. Berühmte Kastraten reisten von Hof zu Hof und erhielten enorme Gagen. *Georg Friedrich Händel* setzte häufig mit Erfolg Kastraten in seinen Opern ein; deren Gehälter führten sogar zu den großen Finanzproblemen, mit denen er zeitweise zu kämpfen hatte.

Kastraten waren auch insofern »Stars« der damaligen Welt, als ihnen auch die Frauenwelt zu Füßen lag! Diesbezügliche Affären waren bevorzugter Gesprächsstoff der damaligen Gesellschaft. Die hohe Stellung der berühmten Kastraten und der große Bedarf an Chorsängern bewirkte, daß es regelrechte Kastratenschulen gab. Die Härte der Ausbildung und das erreichte Niveau standen einer heutigen Sängerausbildung sicher um nichts nach.

Um diese Schulen zu füllen, wurden im 18. Jahrhundert bis zu einigen Tausend Knaben pro Jahr kastriert! Da zum Zeitpunkt der Verstümmelung natürlich nicht vorauszusehen war, wie sich die Stimme entwikkeln würde, wurden im allgemeinen nur wenige Künstler, aber viele verstümmelte Menschen mit einem erbarmungswürdigen Schicksal produziert.

Abgesehen davon, daß eine Kastration offiziell verboten war, gab es auch vermehrt künstlerische Einwände gegen Kastratenstimmen. *Felix Mendelsohn-Bartholdy* war vom Gesang der Kastraten angeekelt, und *Franz Grillparzer* verspürte ein solch widerliches Gefühl, daß er das Theater verließ. Der junge Mozart schrieb noch Rollen für Kastraten, in seinen späteren Opern werden im Mittelpunkt stehende Rollen immer mehr mit tieferen Stimmen besetzt (Figaro, Don Giovanni).

Dennoch wurde diese Zwischenform zwischen Frauen- und Männerstimme über mehrere Jahrhunderte als die Krönung des Gesangsstils angesehen.

Pfeifen

Pfeifen und Sprechen bzw. Singen haben sicher Gemeinsamkeiten, da offensichtlich der Resonanzraum derselbe ist, nämlich der Vokaltrakt. Prinzipielle Unterschiede ergeben sich aber in der Erzeugung des Tons: Beim gesprochenen Laut bestimmt die Frequenz der schwingenden Stimmlippen die Höhe des Tons. Beim Pfeifen ist der Mechanismus etwas komplizierter.

Fürs erste erkennt man kein schwingendes System – es ist wohl klar, daß beim Pfeifen die Lippen eine Rolle spielen, aber diese schwingen nicht in der Frequenz des erzeugten Tons. Das schwingende Element beim Pfeifen ist der beteiligte Luftstrom. Strömt Luft durch eine enge Öffnung (etwa durch den gespitzten Mund) oder über eine Kante (Mundloch einer Querflöte, Öffnung einer Flasche), so werden dadurch rhythmische Turbulenzen erzeugt, deren Klang viele Frequenzen enthält.

Ist diese turbulenzerzeugende Stelle mit einem Resonanzraum gekoppelt, so werden dadurch bestimmte Frequenzen verstärkt – nämlich die, die den Eigenfrequenzen des Resonanzraums entsprechen. Nur Töne dieser Frequenzen werden vernommen. Bei der Flöte bestimmt die Länge des Resonanzraums die Tonhöhe, das ist, vereinfacht ausgedrückt, der Abstand vom Mundstück bis zum ersten geöffneten Griffloch. Es spielt dabei also nicht die wirkliche Länge der Flöte die primäre Rolle, sondern die sogenannte akustische Länge, deren Begrenzung etwa durch das Mundstück und dem Punkt gegeben ist, an dem ein Druckausgleich mit dem äußeren Luftdruck erfolgt.

Beim Pfeifen können die Turbulenzen des sogenannten *Öffnungstons* verschiedentlich erzeugt werden: Eine Engstelle kann durch Spitzen der Lippen erzeugt werden, durch Anheben der Zunge an den vorderen Gaumen oder durch Verwendung von zwei Fingern. Teile dieser Turbulenzen werden durch den Vokaltrakt verstärkt; dessen Eigenfrequenzen sind die Formanten. Die Frequenzen der Formanten bestimmen somit die Höhe des erzeugten Tones.

In Abb. 59 sind die Frequenzspektren dargestellt, die einerseits bei einem gesprochenen Vokal (»u«, »ü«) aufgenommen wurden, andererseits von einem mit gleicher Mundstellung gepfiffenen Ton. Es ist klar ersichtlich, daß die Grundfrequenz, d. h. die Höhe des Pfeiftons, durch den *zweiten Formanten* bestimmt ist. Versuche haben gezeigt, daß manchmal auch der dritte Formant beteiligt ist, niemals jedoch der erste. Es gibt Spezialisten, die zweistimmig pfeifen können, wobei zweiter und dritter Formant gleichzeitig die entsprechenden Teiltöne des zugrundeliegenden Öffnungstones verstärken.

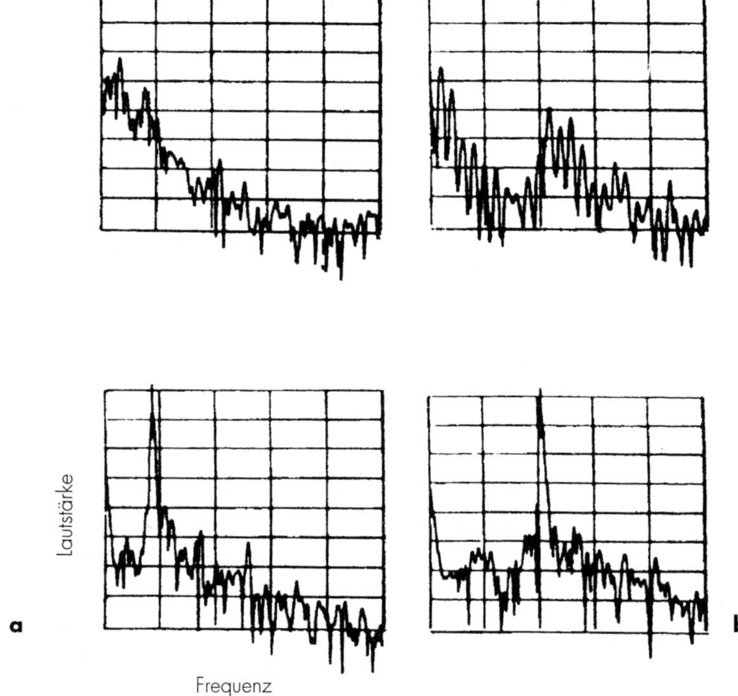

Abb. 59. Frequenzspektrum **a** des Vokals »u«, **b** des Vokals »ü«. *Obere Reihe*: gesprochen, *untere Reihe:* mit gleicher Mundstellung gepfiffen.

Der zweite Formant ist stark durch die Position der Zunge bestimmt, was jeder selbst nachvollziehen kann: Pfeift man einen Ton, so kann durch Vor- und Rückbewegen der Zunge die Tonhöhe beträchtlich variiert werden. Dies steht im Gegensatz zur Sprechstimme, wo eine Verschiebung der Zunge eine Variation des Vokals bewirkt, jedoch keine Änderung der Tonhöhe.

Auf der Insel Gomera, einem Teil der kanarischen Inselwelt, hat sich eine Annäherung von gepfiffenen Tönen und gesprochenen Worten entwickelt und über Jahrhunderte erhalten. Diese Sprache, der Silbo Gomero, ist keine eigene Sprache mit speziellen Worten oder einer besonderen Grammatik. Der Silbo Gomero ist eine Übertragung der spanischen Sprache auf bestimmte Pfeiflaute. Jeder Vokal entspricht einem Pfeifton bestimmter Tonhöhe und Charakteristik. Die Konsonanten, die keinen eigenen Pfeiftönen entsprechen, werden durch bestimmte Übergänge zwischen den Vokalen (Akzentuierung, Dauer) ausgedrückt. Um Silbo Gomero zu verstehen, muß man sowohl der Pfeifsprache als auch des Spanischen mächtig sein.

Der Ursprung des Silbo Gomero ist ähnlich dem des Jodelns. Gomera ist eine stark zerklüftete Insel mit vielen Bergschluchten. Eine Kommunikation zwischen den Bewohnern über die Schluchten hinweg war dementsprechend mühsam. Für direktes Zurufen waren die Entfernungen zu groß, deshalb hat sich im Laufe der Zeit diese Pfeifsprache entwickelt. Die Entfernung, auf der man sich damit verständigen kann, beträgt ein bis zwei und manchmal, je nach Ortsbeschaffenheit und Wetterlage, noch mehr Kilometer.

8 Physikalischer Anhang

Eine *Schwingung* ist physikalisch dadurch charakterisiert, daß sich ein bestimmter (Bewegungs-) Vorgang periodisch wiederholt. In diesem Sinne ist etwa der periodische Sonnenauf- bzw. -untergang eine Schwingung. Diese ergibt sich daraus, daß sich die Erde mit bestimmter, konstanter Geschwindigkeit um ihre eigene Achse dreht. Eine Kreisbewegung kann aber auch mit der physikalisch einfachsten Schwingung in Zusammenhang gebracht werden (Abb. 60):

Projiziert man eine Kreisbewegung, etwa die Bewegung eines Fahrradpedals auf eine Ebene senkrecht zur Ebene des Zahnrads, so entsteht eine eindimensionale Auf- und Abbewegung. Die Bewegung läuft am oberen und unteren Endpunkt langsam ab, in der Mitte am schnellsten. Genau denselben Bewegungsablauf erhält man, wenn man die Bahn einer Masse verfolgt, die an einer Feder hängt und durch Auslenkung aus der Ruhelage in Schwingung versetzt wird. Zeichnet man die Auslenkung von Pedal bzw. Masse von

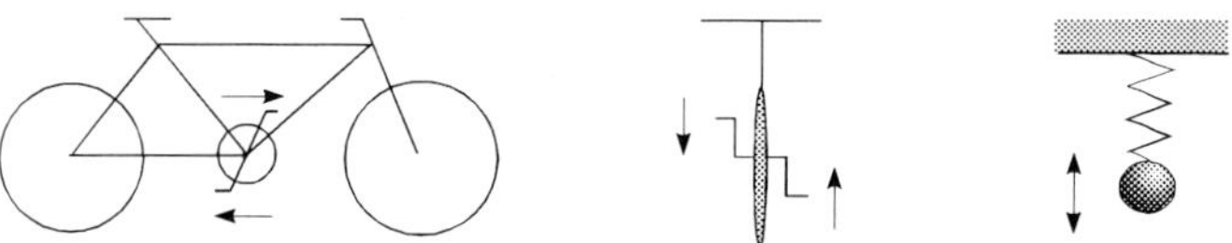

Abb. 60. Kreisbewegung, Projektion und schwingende Masse.

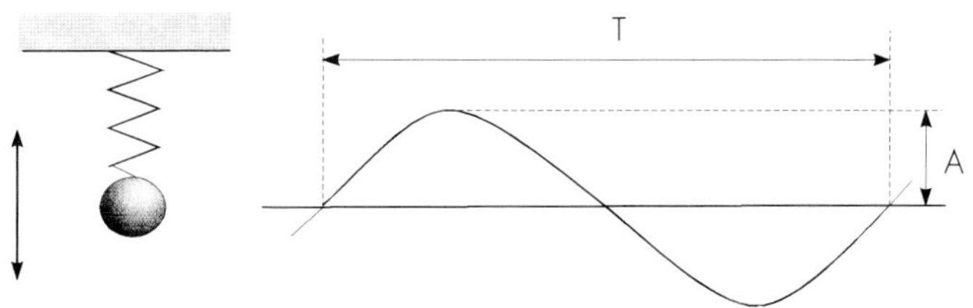

Abb. 61. Harmonische Schwingung (Sinusschwingung).

der Mittel- bzw. Ruhelage in der zeitlichen Abfolge auf, er-
hält man den Graphen einer sogenannten *harmonischen
Schwingung* (Abb. 61).

Mathematiker bezeichnen diese Abhängigkeit als
Sinusfunktion. Physikalisch ergibt sie sich daraus, daß
die rücktreibende Kraft z. B. der Feder immer genau der
jeweiligen Auslenkung von der Ruhelage proportional
ist; je größer (kleiner) die Auslenkung, desto größer
(kleiner) die Kraft, die den Körper in Richtung Ruhelage
bewegt.

Die harmonische Schwingung kann durch zwei
Größen vollständig bestimmt werden: Durch den Wert
der maximalen Auslenkung, *Amplitude* A der Schwin-
gung genannt, und durch die *Schwingungsdauer* T: Dies
ist der zeitliche Abstand zwischen zwei gleichen Schwin-
gungszuständen (nicht nur die Auslenkung, sondern
auch die Bewegungsrichtung muß dieselbe sein).

Häufig wird anstelle der Schwingungsdauer T eine
andere Größe verwendet, nämlich die Zahl der Schwin-
gungen in einer bestimmten Zeiteinheit, die *Frequenz* f. Der
Zusammenhang zwischen den beiden Größen ist ein-
fach: Das Produkt muß immer gleich eins sein ($f \times T = 1$).
Gibt man die Schwingungsdauer in Sekunden an, so er-
hält die Frequenz die Einheit *Hertz:* Ein Hertz bedeutet
eine Schwingung pro Sekunde, 50 Hertz (die Frequenz

unseres Wechselstroms) zeigen 50 Schwingungen pro Sekunde an, die Dauer einer Schwingung beträgt in diesem Fall T = 1/50 s = 0,020 s = 20 Millisekunden.

Von großer Bedeutung in der Akustik ist der Begriff der *Welle*. Dies ist eine sich räumlich und zeitlich ausbreitende Schwingung. Denken Sie sich eine Wasserwelle, die sich nach rechts bewegt (Abb. 62). Die einzelnen Wasserteilchen führen eine Schwingung am Ort aus, die Welle (z. B. die Wellenkämme) wandern aber mit einer bestimmten Geschwindigkeit nach rechts. Der Abstand zwischen zwei Wellenkämmen oder -tälern wird als *Wellenlänge* bezeichnet. Auch zwischen Wellenlänge L, Wellengeschwindigkeit v und Frequenz f gibt es einen einfachen Zusammenhang: $v = L \times f$.

Eine Schallwelle unterscheidet sich von einer Wasserwelle dadurch, daß sich die Teilchen nicht senkrecht zur Fortpflanzungsrichtung der Welle bewegen, sondern in dieselbe Richtung (Abb. 63).

Wellenberge entsprechen in diesem Fall Zonen mit großer Teilchendichte, Wellentäler solchen mit kleiner Teilchenzahl. Die Verdichtungen (Verdünnungen) der Teilchengruppen bewegen sich mit einer bestimmten Geschwindigkeit nach rechts. Vergleicht man die Teilchen-

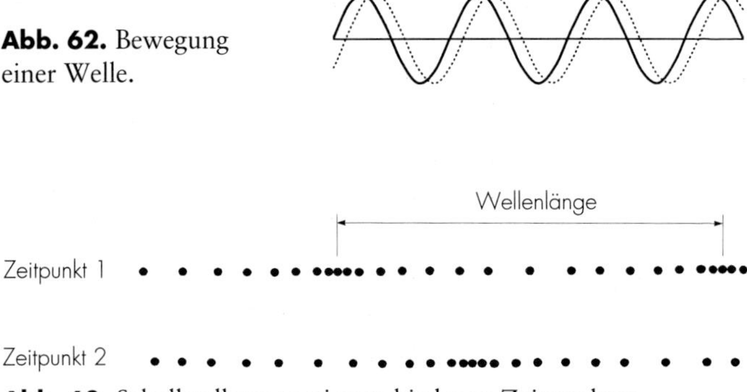

Abb. 62. Bewegung einer Welle.

Abb. 63. Schallwelle zu zwei verschiedenen Zeitpunkten.

164

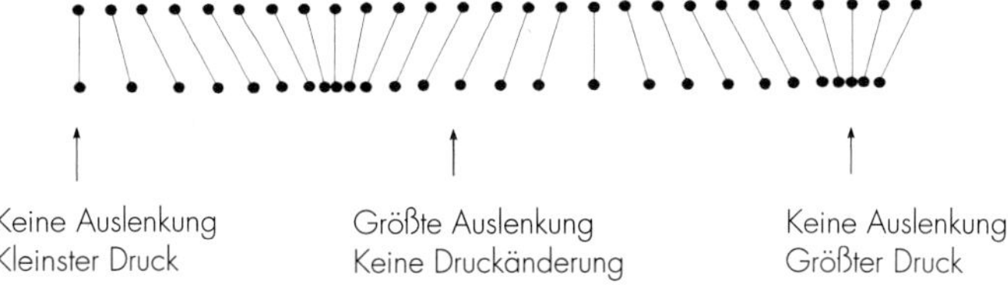

Abb. 64. Auslenkung und Drücke einer Welle.

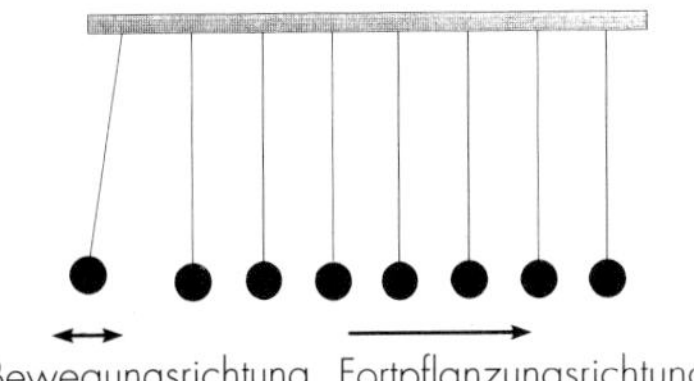

Abb. 65. Mechanisches Modell einer Schallwelle.

auslenkung in einer Welle mit einer ungestörten Teilchenverteilung (Abb. 64), so erkennt man, daß sich an Orten maximaler Teilchenauslenkung eine minimale Druckänderung gegenüber dem Normaldruck ergibt, bzw. daß dort die Druckschwankung am größten ist, wo sich die Teilchen am wenigsten bewegen. Allerdings sind diese Stellen nicht ortsfest, sondern sie bewegen sich mit der Geschwindigkeit v der Welle.

Es ist allerdings völlig falsch zu glauben, daß sich die Teilchen selbst mit der Wellengeschwindigkeit bewegen. Den Ablauf muß man sich eher so vorstellen wie in Abb. 65 skizziert: Das erste Teilchen links wird ausgelenkt, gibt dem zweiten einen Stoß, dieses dem dritten usw. Die Teilchen bleiben am Ort, nur die Bewegungsenergie wird von einem Teilchen zum anderen weitergegeben. Bei der Schallwelle bedeutet dies, daß ein (Luft-)Teilchen an ein anderes stößt, dieses sich weiterbewegt (und weiter stößt), das erste Teilchen aber einen Rückstoß bekommt und damit praktisch am gleichen Ort verbleibt.

Wie weit bewegen sich die Luftteilchen im Mittel und wie groß sind die Geschwindigkeiten von Schallwelle und Luftteilchen?

Die Schallwellen breiten sich in verschiedenen Medien verschieden schnell aus: Je dichter das Material, desto größer die Schallgeschwindigkeit. Sie ist in Stahl etwa 5000 m/s, in Wasser 1500 m/s und in Luft bei 20 °C 340 m/s. Im Vakuum kann sich keine Schallwelle ausbreiten, da es keine Teilchen gibt, die die Stöße weitergeben können.

Die Bewegung der Teilchen in einer Schallwelle in Luft verläuft allerdings weit langsamer, ihre Geschwindigkeit beträgt im Mittel nur 0,2 mm pro Stunde! Und der Weg, den ein Teilchen zwischen Gestoßenwerden und Weiterstoßen zurücklegt, ist etwa nur 0,000000001 mm.

Nun sind die Luftteilchen aber nicht in Ruhe, sondern sie besitzen eine Bewegungsenergie, die sich aus der Wärmeenergie des Gases ergibt: Je wärmer ein Gas, desto schneller bewegen sich die Moleküle im Gas. Bei Raumtemperatur haben die Gasteilchen aufgrund der Wärmebewegung im Mittel eine Geschwindigkeit von 1800 km/h und der mittlere Abstand zwischen zwei Stößen ist 0,0001 mm.

Wie ist es möglich, daß die Schallwelle, deren Teilchengeschwindigkeit und -auslenkung um viele Größenordnungen geringer ist als die Wärmebewegung, von dieser nicht gänzlich überdeckt wird?

Der Grund liegt darin, daß die Wärmebewegung eine völlig ungeordnete Bewegung ist, die Teilchen fliegen mit gleicher Wahrscheinlichkeit in alle Richtungen, die Wirkungen dieser Bewegung (z. B. der Gasdruck auf eine Umrandung) sind in jeder Richtung dieselben. Eine Schallwelle dagegen ist eine *geordnete Bewegung*, Abermillionen von Teilchen vollführen annähernd gleichzeitig eine Bewegung in dieselbe Richtung. Die Be-

wegungen kann man etwa mit einem Mückenschwarm
vergleichen:

Eine wichtige Eigenschaft von Schwingungen und
Wellen besteht darin, daß sich mehrere davon zu einer,
im allgemeinen komplizierteren, Schwingung bzw. Welle
überlagern lassen. Genauso ist es möglich, eine kompli-
zierte Schwingungs- und Wellenform in eine Summe von
einfachen zu zerlegen. Eine wichtige Erkenntnis des fran-
zösischen Mathematikers *Jean Baptiste Fourier* (1760–
1830) besagt, daß sich jede beliebige periodische Schwin-
gung aus einer Summe von harmonischen Schwingungen
aufbauen läßt, wobei sich die Frequenzen dieser Schwin-
gungen aus einer Grundfrequenz durch Multiplikation
mit den natürlichen Zahlen 2, 3, 4, ... ergeben. In Abb.
66 ist gezeigt, wie sich eine Rechteckschwingung aus ei-
ner Summe von harmonischen Schwingungen aufbauen
bzw. in diese zerlegen läßt.

Diese *Fourier-Zerlegung* ist eine sehr nützliche Me-
thode, um einen Klang zu charakterisieren. Im sogenann-
ten *Frequenzspektrum* sind die jeweiligen Amplituden
der Grundschwingung und der Oberschwingungen auf-
getragen (Abb. 67).

Vergleiche der Klänge von Instrumenten erfolgen
über Frequenzspektren, in Kap. 2 sind die einzelnen
Sprachvokale durch entsprechende Frequenzspektren
charakterisiert.

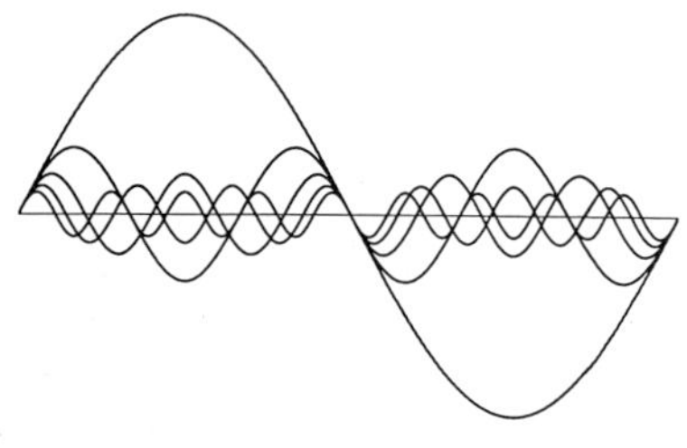

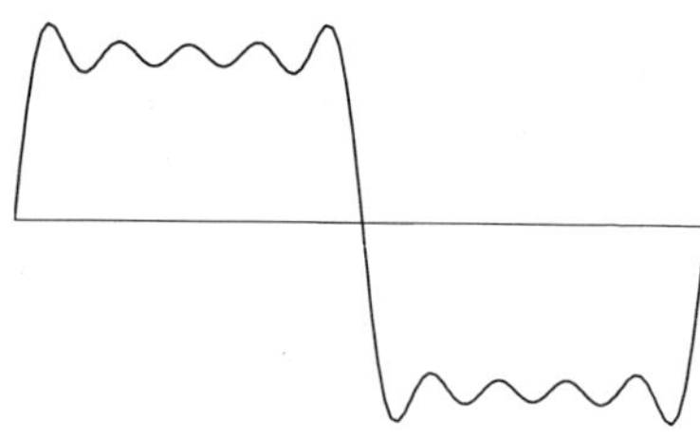

Abb. 66. Zerlegung einer Rechteckschwingung in eine Summe von harmonischen Schwingungen.

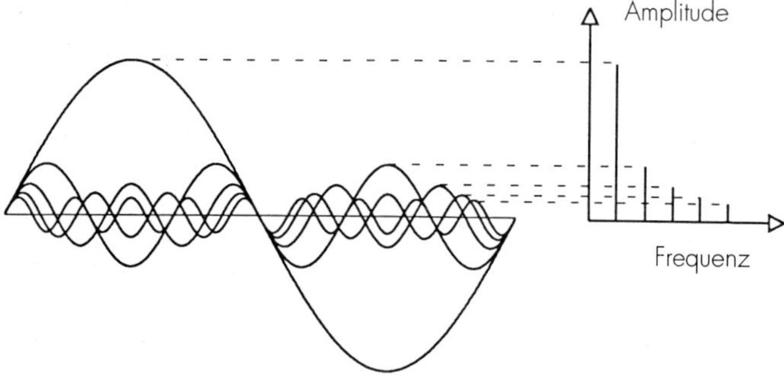

Abb. 67. Komponenten einer Rechteckschwingung und dazugehöriges Frequenzspektrum.

Auch die vertikale Achse des Frequenzspektrums verdient Beachtung, denn sie zeigt die *Intensität*, die Lautstärke der einzelnen Teiltöne. Allerdings nicht in einer normalen (linearen) Skala, bei der eine doppelte (halbe) Intensität einen doppelt (halb) so großen Skalenab-

168

stand bedeutet, sondern in einem *logarithmischen Maß-stab:* Dabei entspricht eine zehnfache Intensitätserhöhung nur einem doppelt so großen Skalenabstand, bei einer Verminderung der Intensität auf ein Zehntel ergibt sich der halbe Skalenabstand. Der Vorteil einer solchen Darstellung zeigt sich dann, wenn sich der Zahlenwert der aufzuzeichnenden Größe über einen sehr großen Bereich erstreckt.

In einer logarithmischen Skala kann man Feinheiten einer Größe erkennen, die beim linearen Maßstab wegen der größeren Spitzenwerte einfach »untergehen«. Das Interessante ist, daß aus diesem Grund auch einige menschliche Sinnesorgane logarithmisch arbeiten, so zum Beispiel die Lautstärkewahrnehmung im Ohr.

Die Grundregel, die auch als *Webner-Fechner-Gesetz* bekannt ist, ist dabei die folgende: »Wenn die wahrgenommene Lautstärke eines Geräusches um einen bestimmten Betrag erhöht werden soll, so ist der benötigte Verstärkungsfaktor von der Größe der ursprünglichen Lautstärke abhängig.«

In einem Beispiel veranschaulicht bedeutet dieses Gesetz folgendes:

Ein Preßlufthammer in Funktion erzeugt ein (physikalisch) meßbares Geräusch, das von einem Beobachter – je nach seinem Abstand zum Hammer – als leiser oder lauter Lärm empfunden wird. Gesellt sich zu dem Preßlufthammer ein zweiter hinzu, so steigt der vernommene Lärm um einen bestimmten Betrag, der im allgemeinen weit geringer als das Doppelte des ursprünglichen Wertes ist. Ein weiterer, dritter Preßlufthammer steigert aber den Lärm nicht um denselben wahrgenommenen Wert, sondern erst zwei zusätzliche Hämmer bewirken dieselbe Lautstärkezunahme, die zuvor durch nur einen zusätzlichen erzielt worden ist. Und zu dem Orchester von vier Preßlufthämmern müssen weitere vier hinzukommen, damit man wiederum einen gleichen Lärmzuwachs vernimmt, usw.

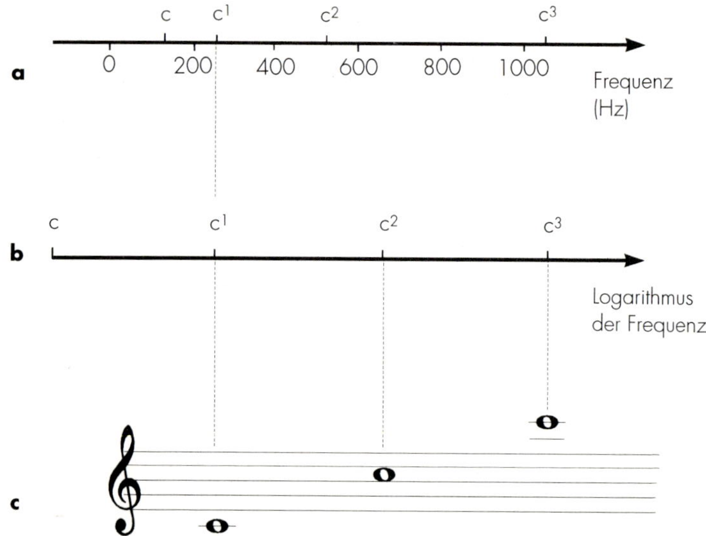

Abb. 68. **a** Lineare, **b** logarithmische Darstellung von Tönen sowie **c** die äquivalente Notenschrift.

Das Ohr nimmt aber nicht nur die Lautstärke logarithmisch wahr, sondern auch die Frequenzen! Wir »hören« den Unterschied zwischen zwei Oktaven (oder zwei Ganztönen) als immer gleich groß, obwohl jede Erhöhung um eine Oktave eine Verdoppelung der Frequenz bedeutet. In diesem Sinne ist auch die (dem Ohr nachempfundene) Notenschrift, physikalisch gesehen, eine logarithmische Darstellung (Abb. 68).

Eng zusammenhängend mit der Überlagerung von Wellen ist die Möglichkeit eines *Resonanzeffekts*, daß nämlich bestimmte Frequenzen verstärkt werden können. Notwendig für den Aufbau von Resonanzphänomenen, etwa in Musikinstrumenten, ist die Bildung von sogenannten *stehenden Wellen*. Diese sind aber keine statischen, ruhende Elemente, sondern ergeben sich aus

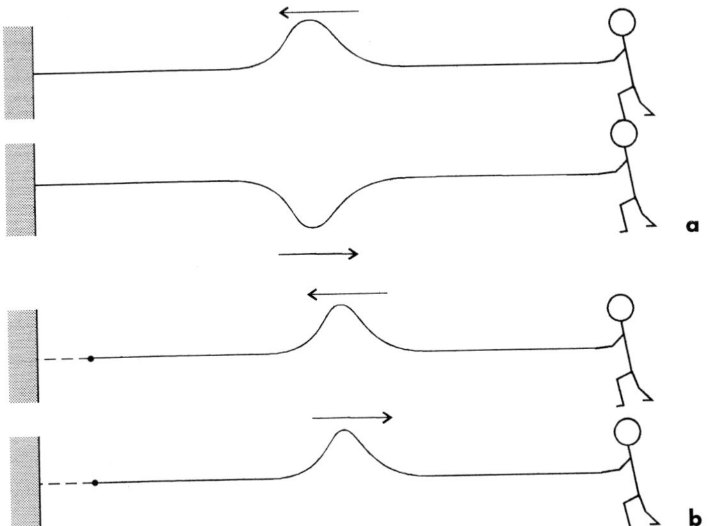

Abb. 69. Reflexion einer (Seil-)Welle **a** an einem festen, **b** an einem freien Ende.

dynamischen Prinzipien, nämlich aus der Reflexion von Wellen an Grenzflächen (Abb. 69) und der Überlagerung von Wellen.

Für den Außenstehenden vielleicht verwunderlich ist, daß auch an einem freien Ende eine Reflexion eintreten kann. Der Grund dafür liegt darin, daß das Seil am freien Ende eine größere Bewegungsfreiheit hat verglichen mit den übrigen Stellen, die durch die beidseitige Verbindung mit dem restlichen Seil beschränkt sind. (Am festen Ende ist das Seil in seiner Bewegungsfreiheit gänzlich eingeschränkt.) Beide Änderungen der Bewegungsfreiheit wirken aber wiederum auf die benachbarten Seilkomponenten zurück, die Welle wird reflektiert.

Beschränkt sich die Bewegung nicht auf eine einzelne Wellenlänge, sondern ist sie durch andauernde Anre-

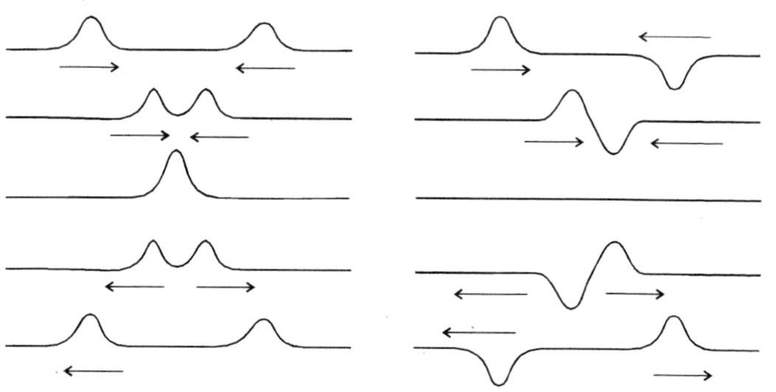

Abb. 70. Überlagerung **a** von zwei Wellenbergen, **b** von einem Wellenberg und einem Wellental.

gung durch einen langen Wellenzug gegeben, so überlagert sich die reflektierte mit den nächsten ankommenden Wellen. Bei der Überlagerung kann es zu einer Verstärkung der Welle kommen (die zusammengesetzte Welle hat eine größere Amplitude als jede der beiden Teilwellen), aber auch zu einer Schwächung oder bis zu einer Auslöschung (Abb. 70).

Ist ein Seil an zwei Enden eingespannt, so wird auch die reflektierte Welle wiederum reflektiert usw. Eine stehende Welle bildet sich dann aus, wenn die Wellenlänge derart mit dem Abstand der beiden Ränder abgestimmt ist, daß sich ankommende und reflektierte Wellen bei jeder Reflexion an den beiden Seiten verstärken.

Die Abb. 71 zeigt, daß diese Bedingung mehrmals erfüllt sein kann, eine schwingende Saite hat mehrere (im Prinzip unendlich viele) Resonanzen, wobei die Grundresonanz meist am stärksten ausgeprägt ist. Regt man also eine Darmsaite kontinuierlich mit Schwingungen verschiedener Frequenzen an, so werden sich im allgemeinen die erregten Schwingungen mit den reflektierten

172

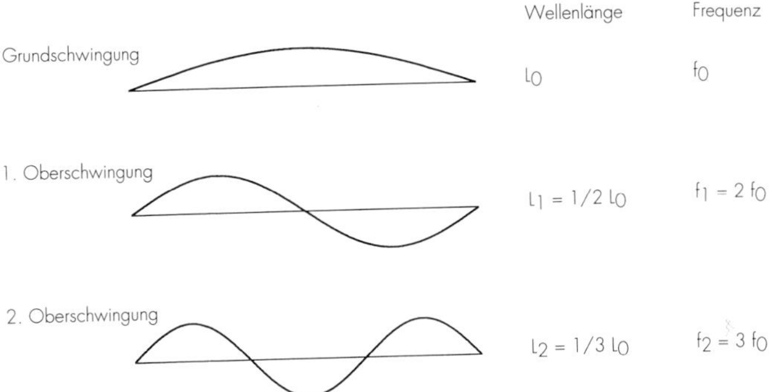

Abb. 71. Die ersten drei stehenden Wellen (Eigenresonanzen) einer beidseitig eingespannten schwingenden Saite.

zum Großteil auslöschen, jedoch mit Ausnahme der in Abb. 71 gezeigten Fälle, wo sich die jeweils reflektierten Schwingungen aufschaukeln.

Genau dieselben Überlegungen gelten auch für die Schallwellen in einer *zylindrischen Röhre,* wie sie bei einer Flöte ausgeformt ist, und in erster Näherung auch im *menschlichen Mundtrakt* (s. Kap. 4). Auch hier gibt es Reflexionen am festen und freien Ende: Am festen Ende (Röhrenende geschlossen) haben die Auslenkungen der Teilchen ein Minimum, sie können nicht in die Wand hinein, jedoch kann der Druck dort maximal werden. Am freien Ende (Röhre offen) ist die Situation umgekehrt: Die Teilchen haben maximale Freiheit der Bewegung, allerdings ist die Druckänderung minimal, da sich der Innendruck sofort dem Außendruck angleicht.

In Abb. 72 sind die ersten zwei stehenden Wellen bezüglich der Druckschwankung für eine beidseitig bzw. eine einseitig offene Pfeife dargestellt. Aus der Länge der Pfeife können die Frequenzen der Resonanzen errechnet werden.

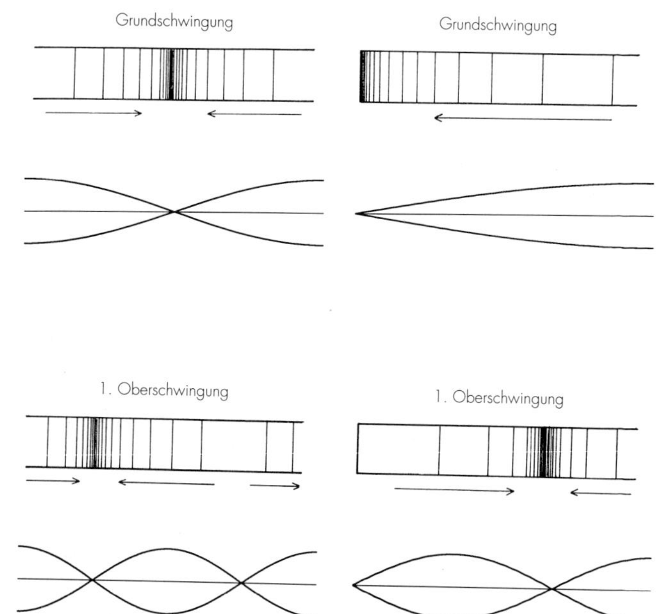

Abb. 72. Stehende Druckwellen in einer **a** beidseitig bzw. **b** einseitig offenen Röhre.

Die Darstellung in Abb. 72 a ist etwa bei einer Block- oder Querflöte realisiert, die in Abb. 72 b bei der menschlichen Stimmentstehung, wobei allerdings zusätzlich noch ein großer Unterschied besteht: Bei der Flöte wird beim Mundstück ein Klang erzeugt, der sehr viele Frequenzen beinhaltet. Allerdings werden davon durch den Flötenkörper nur die Grundfrequenz der Resonanz und (durch stärkeres Hineinblasen) der erste Oberton (zweite Resonanz) verstärkt: Nur diese beiden Töne können als ausgeprägte, stabile Töne vernommen werden. Einen anderen Ton kann man nur dadurch erzielen, daß man die »Länge« der Flöte ändert, indem man ein Griffloch öffnet. Der Druckausgleich mit der Außenluft findet

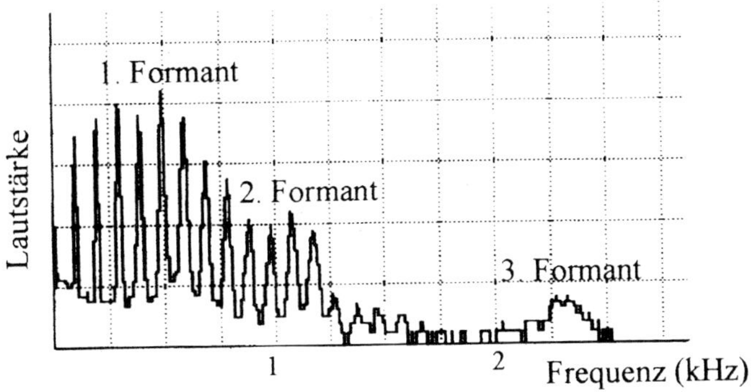

Abb. 73. Frequenzspektrum eines mit etwa80 Hz) gesungenen Vokals »a«.

dann bereits an dieser Stelle statt, man hat die Flöte akustisch verkürzt und kann einen höheren Ton erzeugen.

Beim Klang einer Stimme ist die Tonhöhe durch die Frequenz der Stimmlippenschwingungen bereits vorgegeben. Der durch die Stimmlippen erzeugte Klang ist sehr obertonreich, d.h. der Intensitätsabfall der Obertöne ist gering (s. Abb. 18). Die Eigenresonanzen des Resonanzkörpers Mund- und Rachenraum bewirken in diesem Fall eine Verstärkung der Obertöne in bestimmten Frequenzbereichen, die *Formanten* genannt werden. Die Abb. 73 zeigt das Frequenzspektrum eines Stimmklangs mit Grund- und Oberschwingungen sowie den ersten drei Formanten (s. Kap. 2).

9 Glossar

Adamsapfel Der besonders beim Mann stärker sichtbare vordere Teil des Kehlkopfs (Schildknorpel).

Aerodynamisches Paradoxon Durch schnell strömende Luft entsteht ein (statischer) Unterdruck.

Amplitude Die größte Auslenkung einer Schwingung.

Aphonie Vollständiger Verlust der Stimme.

Appoggio s. Atemstütze

Atemstütze (Appoggio) Das aktive Führen des Ausatmungsstromes mit dem Ziel einer möglichst gleichmäßigen und dosierten Atemabgabe. Eine gute Atemstütze ist die Voraussetzung für eine qualitativ hochwertige und leistungsfähige Stimme; sie ist vor allem in der Gesangspädagogik ein Ausbildungsziel.

Atemvolumen Die bei einem Atemzug ein- und ausgeatmete Luftmenge. Bei ruhiger Atmung wird etwa 0,5 l ausgeatmet (Atmungsruhevolumen), das maximale Atemvolumen beträgt etwa 3,5 bis 5 l.

Broca-Bereich Im linken Frontlappen des Gehirns lokalisierter Teil des Sprachzentrums, der für die Erzeugung von Sprachlauten zuständig ist.

Diaphragma s. Zwerchfell.

Dysphonie s. Stimmstörung.

Elektronischer Kehlkopf Die von einem Tongenerator erzeugten Schwingungen werden durch Hautkontakt auf den Hals übertragen und können dann im Vokaltrakt zu Sprachlauten geformt werden.

Epiglottis s. Kehldeckel.

Formant Die Frequenz, bei der der Stimmlippenton durch den Mundraum verstärkt wird. Die Lage der Formanten bestimmt und charakterisiert einen gesprochenen Vokal.

Fourier-Zerlegung Aufgliederung einer komplizierten periodischen Schwingung in eine Grundschwingung (Frequenz f) und in Oberschwingungen (Frequenzen 2f, 3f, ...).

Frequenz Schwingungen pro Zeiteinheit.

Frequenzspektrum Graphische Darstellung der Grund- und Oberschwingungen eines Klangs bezüglich ihrer Frequenzen und Amplituden.

Geräusch Regellose, d. h. unperiodische Schwingungsform.

Glottis s. Stimmritze.

Harmonische Schwingung Sinusschwingung; nur aus einer Grundschwingung bestehende, einfache periodische Schwingungsform.

Hertz Maßeinheit für die Frequenz. 1 Hertz (Hz) entspricht einer Schwingung pro Sekunde.

Kehldeckel Teil des Verschlußmechanismus des Kehlkopfes.

Kehlkopf Am oberen Ende der Luftröhre gelegenes Organ, das einerseits zum Schutz der unteren Luftwege gegen das Eindringen von Speise, andererseits zur Stimmbildung dient. Der Kehlkopf besteht aus einem Gerüst von Knorpeln, die durch Gelenke, Bänder und Membranen beweglich verbunden sind und durch die Kehlkopfmuskulatur bewegt werden.

Kehlkopfentzündung (-katarrh) Meist durch Viren hervorgerufene Entzündung des Kehlkopfs.

Klang Besteht aus harmonischen (Teil-)Tönen, die sich zu komplizierten, aber periodisch verlaufenden Schwingungsformen zusammensetzen.

Laryngitis s. Kehlkopfentzündung.

Laryngologie Kehlkopfheilkunde, Teilgebiet der Hals-Nasen-Ohrenheilkunde.

Larynx s. Kehlkopf.

Logopädie Methodenlehre zur Diagnostik und Behandlung von Stimm- und Sprachstörungen.

Luftröhre 10–12 cm langer Abschnitt der unteren Atemwege. Die Luftröhre beginnt unterhalb des Ringknorpels und endet mit der Aufzweigung in die beiden Hauptbronchien. Aufgebaut ist sie aus 16–20 hufeisenförmigen Knorpelspangen, welche durch Membranen verbunden sind.

Morgagni-Taschen Zwischen Stimmlippen und Taschenfalten (falschen Stimmlippen) gelegene Ausbuchtungen.

Mutation s. Stimmwechsel.

Myoelastisch-aerodynamische Theorie Erklärung der periodischen Öffnungs- und Schließungsbewegungen der Stimmlippen mit Hilfe muskelelastischer und aerodynamischer Kräfte.

Oesophagus   s. Speiseröhre.

Phoniatrie   Stimm- und Sprachheilkunde.
Phonochirurgie   Stimmverbessernde Chirurgie.

Register   Die Gesamtheit der Töne der menschlichen Stimme, die mit gleichem Klangcharakter gesungen werden können.
Resonanz   Verstärkung einer Schwingung durch Übereinstimmung der Eigenfrequenz eines Körpers mit der Frequenz einer dem Körper von außen zugeführten Schwingung.

Schallwelle   Schwingungen von Teilchen breiten sich durch Stöße mit anderen Teilchen aus. Die Schwingungen der Teilchen erfolgen in Ausbreitungsrichtung (Longitudinalwelle).
Schildknorpel   Größter Knorpel des Kehlkopfes, bildet beim Mann den Adamsapfel (siehe dort); an seiner Innenseite sind die Stimmlippen befestigt.
Sonagraphie   In der Phoniatrie bewährtes Verfahren zur spektralanalytischen Zerlegung des Stimmschalles.
Speiseröhre   Etwa 25 cm langer und 1 cm weiter, mit Schleimhaut ausgekleideter Muskelschlauch zwischen Rachen und Magen.
Stehende Welle   Ergebnis der Überlagerung zweier Wellen, wobei die Schwingungsknoten und -bäuche ortsfest bleiben.
Stellknorpel   Teile des Kehlkopfes. Sie sind paarige, pyramidenförmige Knorpel, an denen die Stimmlippen befestigt sind. Sie sind mit dem Ringknorpel gelenkig verbunden und können durch die Kehlkopfmuskeln bewegt werden.

Stimmgattungen Die Unterscheidung nach Stimmgattungen erfolgt primär nach der Stimmhöhe: Baß, Bariton, Tenor, Alt, Mezzosopran und Sopran.

Stimmlippen Sie ziehen im Kehlkopfinneren von den Stellknorpeln zur Innenfläche des Schildknorpels. Durch eine spezielle Feinstruktur sind sie sehr schwingungsfähig; sie können in ihrer Stellung und Spannung durch die Kehlkopfmuskel beeinflußt werden.

Stimmlippenknötchen Verdickungen im vorderen Teil der Stimmlippen durch Stimmüberlastung.

Stimmritze (Glottis) Engstelle zwischen den Stimmlippen. Die aus der Lunge strömende Luft kann die Stimmlippen zu Schwingungen anregen, wodurch ein Ton gebildet wird.

Stimmstörung Störung der normalen Stimmbildung, erkenntlich durch das Auftreten von Heiserkeit und/oder verminderter Belastbarkeit der Stimme.

Stimmtypen Die Einteilung nach Stimmtypen erfolgt weniger nach der Stimmhöhe als vielmehr nach der Klangfarbe, der Beweglichkeit oder der Stärke. Beispiele für Stimmtypen sind lyrischer Sopran, dramatischer Alt, Tenor buffo, Heldenbariton.

Stimmumfang Bereich zwischen tiefstem und höchstem erreichbaren Ton. Bei Normalstimmen ist der Stimmumfang etwa 2 Oktaven, bei ausgebildeten Sängern 3 Oktaven.

Stimmwechsel (Mutation) Übergang von der Kinder- zur Erwachsenenstimme während der Pubertät.

Stroboskopie Phoniatrische Untersuchungsmethode zur Sichtbarmachung der (sehr schnellen) Stimmlippenschwingungen mittels synchronisierter Lichtblitze.

Syrinx Stimmorgan der Vögel.

Timbre   Das für eine individuelle menschliche Stimme
charakteristische Klangspektrum.
Trachea   s. Luftröhre.

Welle   Sich räumlich und zeitlich ausbreitende Schwin-
gung.
Wernick. Bereich   Der im linken Seitenlappen des
Gehirns lokalisierte Teil des Sprachzentrums, der
hauptsächlich für die Koordination des Sprachver-
ständnisses zuständig ist.

Zwerchfell   Nach oben kuppelförmig hochgewölbte
Muskelplatte, die den Brust- vom Bauchraum
trennt. Die Kontraktion führt durch Abflachung
der Kuppel zu einer Vergrößerung des Brustraumes
und damit zur Einatmung.

10 Literatur

Allhoff DW (Hrsg) (1987) Sprechen lehren – reden lernen. Reinhardt, München

Biesalski P, Frank F (1982) Phoniatrie-Pädaudiologie. Thieme, Stuttgart

Böhme G (1983) Klinik der Sprach-, Sprech- und Stimmstörungen. Fischer, Stuttgart, New York

Boenninghaus HG (1993) Hals-, Nasen-, Ohrenheilkunde. Springer, Berlin, Heidelberg

Bunch M (1982) Dynamics of the singing voice. Springer, Wien, New York

Bußmann H (1990) Lexikon der Sprachwissenschaft. F. Deuticke, Leipzig, Wien

Crelin ES (1989) Journal of Voice. 3(1):18

Denecke HJ (1980) Die otorhino-laryngologischen Operationen im Mund- und Halsbereich. Springer, Berlin, Heidelberg

Denes PB, Pinson EN (1993) The speech chain. Freeman, New York

Egger J, Freidl W, Friedrich G (1992) Psychologie funktioneller Stimmstörungen. Orac, Wien

Fant G (1960) Acoustic theory of speech production. Mouton, The Hague

Friedrich G, Bigenzahn W (1994) Phoniatrie. Hans Huber, Bern, Göttingen, Toronto, Seattle

Gould WJ, Sataloff RT, Spiegel JR (1993) Voice surgery. Mosby-Year Book, St. Louis

Gundermann H (1983) Heiserkeit und Stimmschwäche. Gustav Fischer Verlag, Stuttgart, New York

Habermann G (1986) Stimme und Sprache. dtv, Thieme, Stuttgart

Isshiki N (1989) Phonosurgery. Springer, Tokyo, Heidelberg

Kersta LG (1962) Nature 176:1253

Kittel G (1989) Phoniatrie und Pädaudiologie. Deutscher Ärzteverlag, Köln

Klingholz F (1986) Die Akustik der gestörten Stimme. Thieme, Stuttgart

Klingholz F (1992) Sprache-Stimme-Gehör. 16:168

Klingholz F (1993) Journal of Voice. 7:118

Lanz T, Wachsmuth W (1955) Praktische Anatomie. Bd 1/2. Springer, Berlin, Göttingen, Heidelberg

Lenneberg EH (1972) Biologische Grundlagen der Sprache. Suhrkamp, Frankfurt

Lieberman P (1985) On the origins of language. University Press of America, Lanham

Lüderitz B (1994) Geschichte der Herzrhythmusstörungen. Springer, Berlin Heidelberg New York

Mathelitsch L (1987) Physik und Didaktik. 4:299

Mayer EH, Skopec M (1985) Zur Geschichte der Oto-Rhino-Laryngologie in Österreich. Brandstätter, Wien

Miethe M, Hermann-Röttgen M (1993) Wenn die Stimme nicht mehr stimmt.... Georg Thieme Verlag, Stuttgart, New York

Moser P (1960) Folia phoniat. 12:214 Basel

Pfau W (1973) Klassifizierung der menschlichen Stimme. Barth, Leipzig

Rossing TD (1982) The science of sound. Addison-Wesley, Reading

Schutte HK (1980) The efficiency of voice production. Kemper, Groningen

Schutte HK, Miller R (1985) Folia phoniat. 37:31

Seidner W, Wendler J (1978) Die Sängerstimme. Heinrichshofers Verlag, Wilhelmhaven

Shadle CE (1983) The Physics Teacher:148

Smith S (1954) Folia phoniat. 6:166

Spornitz U (1993) Anatomie und Physiologie für Pflegeberufe. Springer, Berlin Heidelberg New York

Sundberg J (1987) The science of the singing voice. Northern Illinois Univ. Press, Dekalb

Sundberg J (1988) Die Singstimme: Die Physik der Musikinstrumente. Verständliche Forschung. Spektrum der Wissenschaft, Heidelberg

Troup G (1981) Physics Reports. 74:380

Wendler J, Seidner W (1987) Lehrbuch der Phoniatrie. VEB, Thieme, Leipzig

Zimmer DE (1986) So kommt der Mensch zur Sprache. Hoffmanns Verlag, Zürich

11 Abbildungsnachweis

Die Autoren danken folgenden Verlagen für die freundliche Genehmigung des Abdrucks von Bildmaterial: C. Brandstätter (Wien), S. Karger (Basel), Mosby Yearbook (St. Louis), Orac (Wien), Raven Press (New York), E. Reinhardt (München), Spektrum der Wissenschaft (Heidelberg, G. Thieme (Stuttgart).

1	Lüderitz
2, 3, 5	Gould, Sataloff, Spiegel (1993)
4	Allhoff (1987)
6	Majer u. Skopec (1985)
8, 9, 13 a, 19	nach Spornitz (1993)
12, 13 b, 34	Boenninghaus (1993)
15	Smith (1954)
20, 52	nach Sundberg (1988)
21	nach Mathelitsch (1987)
27, 36	Egger, Freidl, Friedrich (1992)
29	Crelin (1989)
30	Zoo Duisburg
31, 42	Habermann (1986)
39	nach Kersta (1962)
41	nach Isshiki (1989)
43	Bunch (1982)
44	Denecke (1980)
48, 49	nach Troup (1981)
51	nach Schutte (1985)
55	Lanz u. Wachsmuth (1955)

56   nach Klingholz (1993)
57   nach Klingholz (1992)
58   Moser (1960)
59   nach Shadle (1983)

Sachverzeichnis